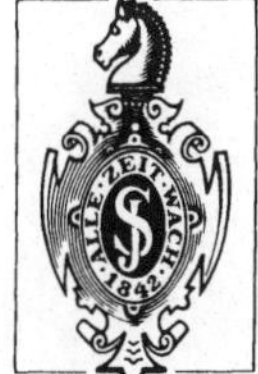

H.-J. Schultz-Coulon

Stimmfeld-messung

Mit 31 Abbildungen

Springer-Verlag
Berlin Heidelberg GmbH

Professor Dr. HANS-JÜRGEN SCHULTZ-COULON
Chefarzt der Klinik für Hals-Nasen-Ohrenkrankheiten,
Kopf- und Halschirurgie,
Plastische Operationen der Städtischen Kliniken Neuss
Lukaskrankenhaus, Preussenstraße 84, 4040 Neuss 1
Bundesrepublik Deutschland

ISBN 978-3-540-52563-9

CIP-Titelaufnahme der Deutschen Bibliothek
Schultz-Coulon, Hans-Jürgen: Stimmfeldmessung/H.-J. Schultz-Coulon. –
ISBN 978-3-540-52563-9   ISBN 978-3-662-10059-2 (eBook)
DOI 10.1007/978-3-662-10059-2

Vorwort

Ein leistungs- und belastungsfähiges Stimmorgan ist in unserer
kommunikationsintensiven und lärmerfüllten Zeit mehr denn je
Voraussetzung für die Bewältigung der täglichen Aufgaben im
Berufs- und Privatleben. Eine dauerhafte kommunikationsbehin-
dernde Stimmstörung bedeutet keineswegs nur eine Einschränkung der persönlichen Lebensqualität, sondern auch eine relevante Minderung der Erwerbsfähigkeit. Allein schon aus diesem
Grunde muß eine quantitative Beurteilungsmöglichkeit der
stimmlichen Leistungsfähigkeit von großem Interesse sein, doch
gibt es weitere Gründe: nach mikrolaryngoskopischen Eingriffen
an den Stimmlippen etwa wird man die Behauptung einer
Stimmverbesserung oder gar -verschlechterung nur mit objektiven
Meßdaten beweisen bzw. entkräften können; oder der Vergleich
laryngologischer Operationsverfahren mit dem Ziel von Erhal-
tung oder Verbesserung der Stimmfunktion wird nur anhand von
quantitativen Daten auf eine solide Basis zu stellen sein. Oder:
bei hartnäckigen, funktionellen Stimmstörungen wird ein Antrag
auf logopädische Therapieverlängerung beim Versicherungsträger
besser zu begründen sein, wenn sich anhand einer entsprechenden Vergleichsmessung nachweisen läßt, daß die bisher durchge-
führte Stimmübungsbehandlung nicht erfolglos war.

Einen wesentlichen Schritt in Richtung objektive Stimmfunk-
tionsbeurteilung hat man mit der Idee der Stimmfeldmessung
getan, so daß es nicht überraschen kann, wenn sich das Interesse
an dieser Methode nahezu sprunghaft während des vergangenen
Jahrzehnts ausgebreitet hat. Auf den ersten Blick scheint es sich
um eine recht einfache Methode zu handeln: man braucht nur zu
messen, wie laut und wie leise der Patient in den verschiedenen
Tonhöhenbereichen seines Stimmumfanges singen kann. Es ist
jedoch ähnlich wie in der Audiometrie: erst der praktische
Umgang mit der Methode offenbart technische, patientengebun-
dene oder auch vom Untersucher selbst ausgehende Fehlerquellen und es bedarf neben Übung und Erfahrung vor allem ausrei-
chender Kenntnisse, um diese Fehlerquellen erkennen und
vermeiden und damit die Methode nutzbringend anwenden zu
können.

Sinn dieses Buches soll sein, die für die Stimmfeldmessung
erforderlichen Kenntnisse allen jenen zu vermitteln, die sich die-

ser neuen Methode annehmen wollen. Dabei richtet sich das Buch keineswegs nur an Phoniater und Logopäden, sondern vor allem auch an alle Kollegen in der Hals-, Nasen- und Ohrenheilkunde, denn die Stimmfeldmessung ist - wie die obigen Beispiele andeuten - nicht nur eine Untersuchungsmethode für die phoniatrische, sondern sicher auch für die hals-, nasen- und ohrenärztliche Praxis. Da während der Weiterbildung zum Hals-Nasen-Ohrenarzt phoniatrische Themen vielerorts noch immer sehr klein geschrieben werden, dürfte ein Buch, das diese Lücke zu füllen hilft, sehr brauchbar sein. Vielleicht erweckt es bei dem einen oder anderen Kollegen das Interesse, sich sozusagen über die Stimmfeldmessung ein wenig eingehender mit der Stimmphysiologie und Stimmpathologie zu beschäftigen.

Neuss, im Mai 1990   Professor Dr. H.-J. SCHULTZ-COULON

Inhaltsverzeichnis

1 Einleitung

Die Stimmfeldmessung dient der Leistungsbeschreibung der Stimme bzw. des Phonationsapparates. Als „Courbes Vocales" durch CALVET 1952 in die Welt gesetzt, hat diese Messung der Stimmdynamik in Abhängigkeit von der Stimmtonhöhe später unterschiedliche Bennungen erfahren: Phonetogramm, Phonogramm, fundamental frequency sound pressure level profil (f_0-SPL-profil) pitch intensity profil, frequency intensity profil, Stimmfeld oder voice profil sind die in der bisherigen Fachliteratur verwendeten Synonyma.

Da uns der Begriff „Phonetogramm" zu stark an die Phonetik, d. h. die Lehre von den Sprachlauten, erinnert, das „Phonogramm" sich zwar wohl am besten als ein international verständlicher, sprachneutraler Begriff eignen würde, leider aber auch an Schallplatten- oder Tonbandaufnahme denken läßt, und da uns die englischen Bezeichnungen zu holprig für den Alltagsgebrauch im deutschsprachigen Raum erscheinen, halten wir die Bezeichnung „Stimmfeld" für den geeignetsten Terminus, zumal es sich ja tatsächlich um ein „Feld" – analog etwa dem „Hörfeld" – handelt, d. h. eine zweidimensionale Darstellung des Leistungsbereiches des Stimmapparates.

Die Stimmfeldmessung bietet erstmals die Möglichkeit, den quantitativen Leistungsumfang der Sprech- und Singstimme in einer auch für den Laien verständlichen Form zu dokumentieren. Die Schwierigkeit dabei ist nur, zu definieren, welche stimmlichen Lautäußerungen aus kommunikationsphysiologischer und aus klinischer Sicht relevant sind, d. h. in dieses Leistungsfeld hineingehören: vom leisesten „Flüsterton" (denn es gibt ja auch eine Flüsterstimme) bis zum lautesten unartikulierten Schreien? Streng genommen haben auch diese extremen Stimmproduktionen bestimmte, situationsgebundene kommunikative Aufgaben, jedoch kaum im alltäglichen Berufs- und Privatleben. Geht man also davon aus, daß in diesem Alltag die klanghafte Stimme wesentlichste Grundlage der lautsprachlichen (oder auch sängerischen) Kommunikation ist, so wird man zur Beurteilung einer evtl. stimmlichen Leistungseinschränkung am sinnvollsten die Leistungsbreite eben dieser klanghaften Stimme messen wollen. Auch aus physikalisch-meßtechnischen Gründen wird man sich bei der Stimmfeldmessung am besten auf die klanghaften Stimmproduktionen beschränken, da sowohl die Messung der Tonhöhe eines Flüsterlautes – bei dem es sich ja eigentlich um ein formantmoduliertes Breitbandrauschen handelt – als auch die Bestimmung des Schalldruckpegels sehr kurzer Schreilaute recht problematisch sind.

Um zu vergleichbaren Meßergebnissen zu gelangen, bedarf es einheitlicher Untersuchungsrichtlinien, denn die Leistungsgrenzen der Stimme sind sehr abhängig von der Art und Weise der Untersuchung, dem verwendeten Sing-Vokal, der Umgebungssituation, der Haltung des Patienten und seiner psychischen Augenblickssituation usw. Die hier zusammengefaßten Untersuchungsrichtlinien beruhen auf den Diskussionen und Erfahrungen, die während der vergangenen 10 Jahre zwischen solchen Autoren geführt bzw. ausgetauscht wurden, die sich eingehend mit dieser neuen Untersuchungsmethode beschäftigt haben. Das gleiche gilt für die Dokumentation: im Interesse einer Erleichterung der vergleichenden Beurteilung sollte – wie bei der Audiometrie – die Dokumentation der Meßwerte in ein international einheitliches, d. h. standardisiertes Meßformular erfolgen. Die in diesem Buch verwendeten Stimmfeldformulare entsprechen in ihren Grundmaßen dem Standardisierungsvorschlag der Union Europäischer Phoniater.

Eine nutzbringende diagnostische Verwendung eines objektiven Untersuchungsverfahrens ist nur dann sinnvoll, wenn die physiologischen Grundlagen bekannt sind. Aus diesem Grunde sollen vor Schilderung des eigentlichen Untersuchungsverfahrens und seiner Anwendung physiologische Vorbemerkungen unser derzeitiges Wissen von den tonhöhen- und lautstärkeregelnden Mechanismen des Phonationsapparates zusammenfassen.

2 Physiologische Vorbemerkungen

2.1 Tonhöhenregelung der Stimme

Es gehört zu den ersten großen Entdeckungen der Laryngologie, daß entgegen herkömmlichen Denkgewohnheiten (bei Musikinstrumenten: lange Saite = tiefer Ton, kurze Saite = hoher Ton) die Anhebung der Stimmtonhöhe grundsätzlich mit einer Verlängerung der Stimmlippen verbunden ist (Ferrein 1741; J. Müller 1837). Da eine Stimmlippenverlängerung durch die visierartige Kippbewegung zwischen Ring- und Schildknorpel ermöglicht und diese Kippbewegung durch die Kontraktion des M. cricothyreoideus bewirkt wird, scheint sich die Frage der Tonhöheneinstellung relativ einfach zu beantworten: sie folgt dem Kontraktionsgrad des M. cricothyreoideus (Abb. 1).

Wäre dieser Muskel allerdings allein für die Tonhöhenregelung verantwortlich, müßten die Stimmlippen bei entspannter Abduktions- bzw. Respirationsstellung ihre geringste und bei der höchsten Stimmlippenfrequenz die größte Länge aufweisen. Daß dies nicht der Fall ist, sondern vielmehr die Stimmlippen ihre größte Länge in respiratorischer Abduktionsstellung haben und sich bei Stimmgebung verkürzen, hat Mink schon 1920 gezeigt. Diese phonatorische Verkürzung der Stimmlippen entsteht durch Kontraktion des M. vocalis, und

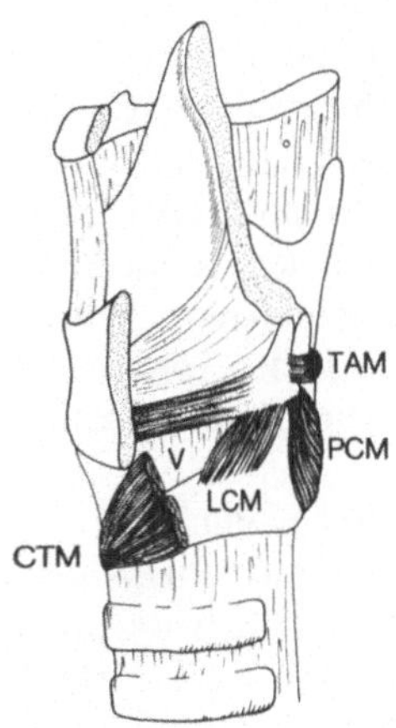

Abb. 1. Kehlkopfskelett von der Seite mit der inneren Kehlkopfmuskulatur. *V* M. vocalis bzw. M. thyreoarytaenoideus; *TAM* M. arytaenoideus transversus; *PCM* M. cricoarytaenoideus posterior; *LCM* M. cricoarytaenoideus lateralis; *CTM* M. cricothyreoideus

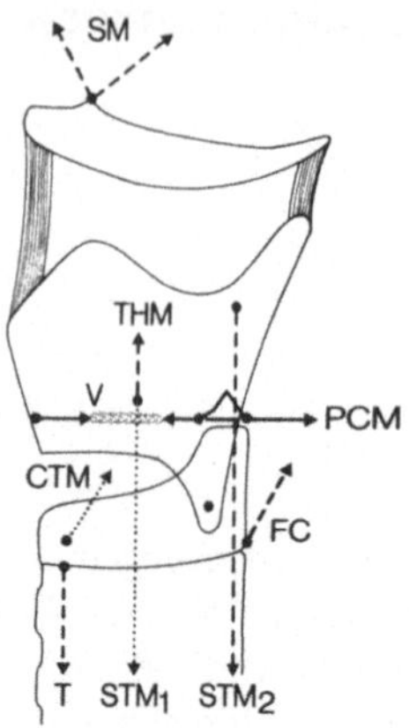

Abb. 2.   Schema der stimmlippenverlängernden *(gepunktetePfeile)* bzw. stimmlippenverkürzenden *(gestrichelte Pfeile)* Zugrichtungen der inneren und äußeren Kehlkopfmuskeln. *SM* suprahyoidale Muskulatur; *THM* M. thyreohyoideus; *CTM* M. cricothyreoideus; *FC* funktionelle Kette; *T* Zugrichtung der Trachea; *STM₁* Zugrichtung des M. sternothyreoideus im hochfrequenten Bereich des Stimmumfanges; *STM₂* Zugrichtung des M. sternothyreoideus im tieffrequenten Bereich des Stimmumfanges. Für die Feinspannungsregulierung der Stimmlippen ist der M. vocalis *(V)* verantwortlich; sein Antagonist ist der M. cricoarytaenoideus posterior *(PCM)*

bei entspannter Stimmgebung aus der Respirationsstellung heraus resultiert dabei die Stimmtonhöhe des entspannten Sprechens (= mittlere Sprechstimmlage, auch „Indifferenzlage" nach Krech 1954). Von hier aus läßt sich die Stimmtonhöhe einerseits um einige (wenige) Halbtöne senken durch weitere Verkürzung der Stimmlippen, für die maßgeblich die Mm. thyreohyoideus und auch sternothyreoideus verantwortlich sind, indem sie den Schildknorpel um seine Drehachse (Abb. 2) nach dorsal kippen. Andererseits kann die Stimmtonhöhe von der mittleren Sprechstimmlage aus durch Stimmlippenverlängerung um durchschnittlich 1½ Oktaven gesteigert werden, was führend der M. cricothyreoideus übernimmt. Dieser kippt jedoch nicht, wie vielfach angenommen, den Schildknorpel nach vorne-unten, sondern den Ringknorpel nach hintenoben (s. Abb. 2), während der Schildknorpel durch die extralaryngeale Muskulatur fixiert bleibt. Erst bei sehr hohen Tönen unterstützt der M. sternothyreoideus die Stimmlippenverlängerung durch zusätzliche Kippung des Schildknorpels nach ventral.

Diese interessante „dualistische" Funktion des M. sternothyreoideus ist vor allem von Sonninen (1956, 1958) exakt analysiert worden: in Abhängigkeit von der jeweiligen relativen Stellung des Schildknorpels zur Zugrichtung des Muskels unterstützt er entweder dessen Rückwärts- (bei tiefen Tönen) oder Vorwärtskippung (bei hohen Tönen). Späteren Untersuchungen zufolge trägt der M. sternothyreoideus aber wohl überwiegend zur Tonhöhensenkung im unteren Drittel des Stimmumfanges bei. Auf einen weiteren Zusatzmechanismus zur Stimmlippenverkürzung haben Zenker u. Zenker (1960) aufmerksam gemacht: die sog. „funktionelle Kette" (Krikoidplatte – Aryknorpel – aryepiglottische Falte – Epiglottis – Zungenbein – Mandibula) wirkt als Antagonist des M. cricothyreoideus, d. h. als Tonhöhensenker.

Diese isolierte Betrachtung der einzelnen Muskelfunktionen darf allerdings nicht übersehen lassen, daß bei jeder Ein- und Umstellung der Glottiskonfiguration sämtliche inneren und äußeren Kehlkopfmuskeln in entsprechend abgestimmten, wohlkoordinierten Aktivitätsgraden zusammenarbeiten, wie elektromyographische Aktivitätsanalysen verschiedener Autoren eindrucksvoll veranschaulichen konnten (z. B. Hirano et al. 1970; Hirose u. Gay 1973; Ganz et al. 1974 u. a.). Kurz: Einstellung und Veränderung der Stimmtonhöhe, d. h. der Schwingungsfrequenz der Stimmlippen, bedürfen eines außerordentlich feinen Zusammenspiels der inneren und äußeren Kehlkopfmuskeln.

Bei stimmlich ungeübten Normalpersonen erfolgt die Änderung der Tonhöhe von der tiefsten bis zur höchstmöglichen Stimmlippenfrequenz nicht als gleitendes Kontinuum, sondern stufenförmig. Elektromyographische und elektroakustische Beobachtungen belegen dieses Phänomen ebenso wie röntgenologische Bewegungsstudien (Übersicht bei Schultz- Coulon, 1980). Jeder, der seine Stimme langsam von unten nach oben und umgekehrt gleiten läßt, kann sich auch leicht selbst davon überzeugen, wie die Stimme an bestimmten Stellen aus dem tiefen Frequenzbereich der „Bruststimme" in den höheren des „Kopfregisters" (oder auch umgekehrt) mit hörbarer Änderung der Klangfarbe „springt" und wie sich die Kehlkopfstellung dabei abrupt ändert (sog. Registersprung oder Registerbruch). Da sich sowohl die Töne innerhalb des Bruststimm- als auch die des Kopfstimmbereiches untereinander klanglich ähneln, spricht man (wie bei der Orgel) von „Registern". Diese sind nicht nur durch die charakteristische Klangfärbung, sondern auch durch bestimmte Glottiseinstellungen und Muskelaktivitäten charakterisiert (v. d. Berg 1968 a, b):

Die für die lautsprachliche und auch sängerische Kommunikation wichtigsten Stimmregister sind die bereits erwähnten Brust- und Kopfregister. Im *Brustregister* legen sich die Stimmlippen relativ breitflächig aneinander, zeigen eine mittlere Länge und schwingen in ganzer Breite. Es resultieren obertonreiche Stimmklänge. Verantwortlich für die Feineinstellung von Masse und Spannung der Stimmlippen ist in diesem Register der M. vocalis, der in diesem Frequenzbereich seine größten Aktivitätsschwankungen aufweist.

Im *Kopfregister* haben die Stimmlippen durch Kontraktion des M. cricothyreoideus ihre maximale phonatorische Länge, schwingen nur mit ihren Rändern und berühren sich in der Mitte kaum noch bzw. – im oberen Kopfstimmbereich – nicht mehr. Auch im Kopfregister übernimmt der M. vocalis schwerpunktmäßig die Feinspannungsregulation der Stimmlippen. Aufgrund des geringen Obertongehaltes klingen Kopfstimmklänge dünner als die der Bruststimme.

Zwischen Brust- und Kopfregister gibt es einen relativ breiten Übergangsbereich (ca. 4-6 Halbtöne), in dem Stimmklänge sowohl im Bruststimm- als auch im Kopfstimmcharakter produziert werden können (sog. amphotere Klänge) und den manche Autoren (z. B. Nadoleczny 1922; Klingholz u. Martin 1983) daher als *Mittelregister* abgrenzen.

Sänger lernen es, durch Veränderung der laryngealen Einstellmechanismen die Tonhöhen- und Klangveränderung der Singstimme unmerklich von einem in das andere Register hinübergleiten zu lassen. Eine gut trainierte Singstimme soll demnach keine Registerbrüche zeigen.

Für die Stimmfeldmessung von Bedeutung ist, daß an den Registerübergängen (zwischen Brust-, Mittel- und Kopfregister) in der Regel leichte Einbrüche der Stimmdynamik (s. unten) zu beobachten sind, da, wie Klingholz (1986) es erklärt, der neuromuskuläre Einstellmechanismus jeweils an die Grenzen eines bestimmten Arbeitsbereiches stößt (s. unten).

Oberhalb des Kopfregisters schließt sich beim Mann das *Falsett* an. In diesem höchsten Tonhöhenbereich sind die Stimmlippen maximal gespannt und zeigen kaum noch Schwingungsbewegungen (im englischen Sprachraum wird „Falsett" allerdings oft synonym für Kopfstimmregister verwendet). Während der M. cricothyreoideus maximale Aktivität aufweist, ist die des M. vocalis deutlich zurückgegangen. Den Mechanismus der Tonhöhenänderung im Falsett hat man bisher nicht eindeutig klären können; neben muskulären Spannungsänderungen dürften wohl auch Variatonen der aerodynamischen Größen (subglottischer Druck und Strömungsrate) eine Rolle dabei spielen.

Gewissermaßen das Pendant zum männlichen Falsett ist das weibliche *Pfeifregister* (nur bei Sopranstimmen), indem die Töne nach Art von Spalttönen entstehen sollen; allerdings sind die Stimmlippen auch im Pfeifregister nicht ganz vibrationsfrei.

Auch zum Tieftonbereich hin wird ein Sonderregister, und zwar das *Strohbaßregister* (Synonym: vocal fry, pulse register) abgegrenzt. Die Stimmlippen sind hierbei maximal verkürzt und liegen breit aneinander; der M. vocalis zeigt nur geringe elektrische Aktivität. Diese „schlaffe Glottis" wird durch den subglottischen Anblasedruck für jeweils nur relativ kurze Zeit geöffnet, die Schlußzeiten sind entsprechend stark verlängert. Es resultiert ein pulsartiger, knarrender Stimmklang mit nur geringer Tonhöhenmodulationsfähigkeit. Für die Stimmfeldmessung spielen Strohbaß- sowie Pfeif- bzw. Falsettregister eine untergeordnete Rolle.

2.2 Tonhöhenumfang der Stimme

Als Tonhöhenumfang der Stimme (auch: „Stimmumfang") bezeichnet man den Frequenzabstand zwischen tiefster (= unterer Stimmgrenze) und höchster erreichbarer Frequenz (= obere Stimmgrenze). Der tiefste Ton, den die menschliche Stimme nach Nadolecznys Untersuchungen (1923) erreichen kann, ist das 'F (43 Hz), der höchste das 'e⁴' (2607 Hz), was einem Frequenzabstand von nahezu 6 Oktaven entspricht.

Der Schrei des Neugeborenen liegt aufgrund der noch geringen Kehlkopfgröße bzw. Stimmlippenlänge relativ hoch, und zwar bei etwa 440 Hz (Kammerton 'a¹'). Anfangs ist die Neugeborenenstimme kaum modulationsfähig. Mit fortlaufendem Kehlkopfwachstum erweitert sich jedoch der Tonhöhenumfang der Stimme auf zunächst wenige Halbtöne im Kleinstkindalter bis auf

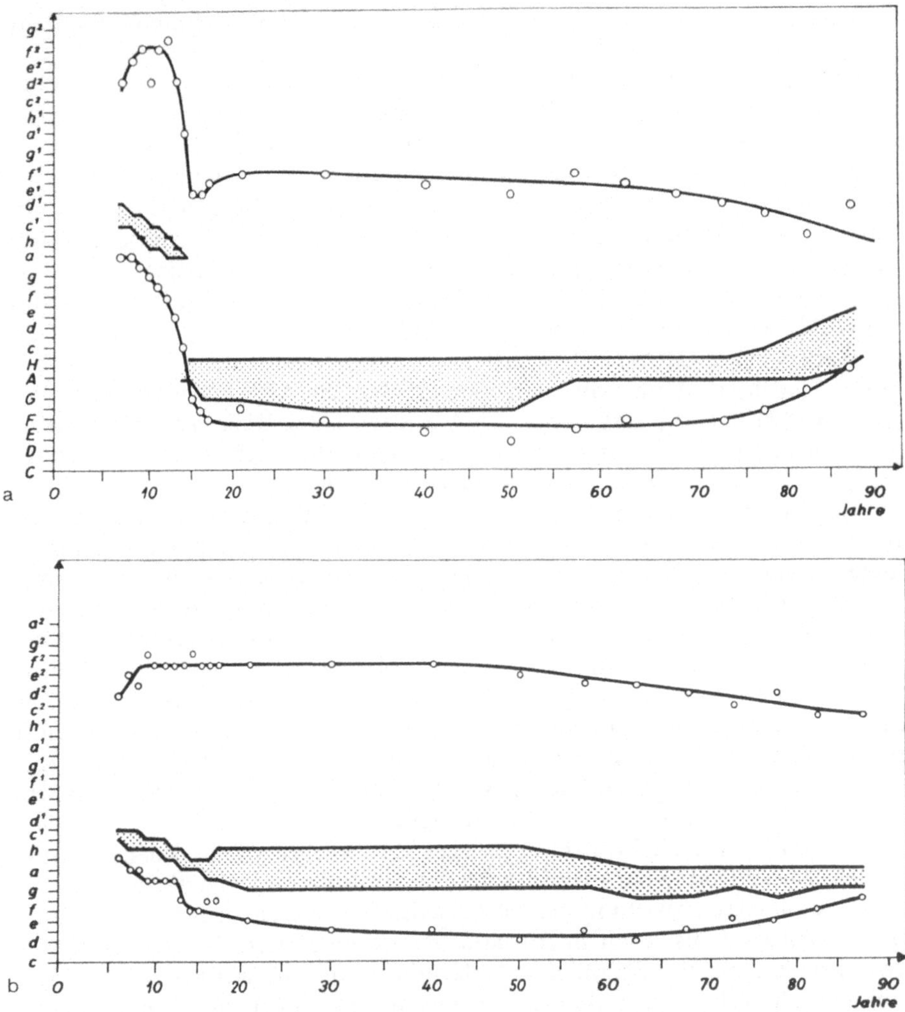

Abb. 3a, b. Altersabhängigkeit der oberen und unteren Grenze des Tonhöhenumfanges der Stimme, sowie der mittleren Sprechstimmlage *(schraffierter Bereich)* bei Männern **(a)** und Frauen **(b)** (Aus Böhme u. Hecker 1970)

durchschnittlich nahezu 2 Oktaven vor dem Stimmwechsel. Während des Stimmwechsels („Mutation") engt sich bei Jungen der Tonhöhenumfang zunächst durch Senkung der oberen Stimmgrenze auf 1–1½ Oktaven ein, um sich dann durch die nachfolgende Senkung der unteren Stimmgrenze um ca. 1 Oktave wieder auf etwa 2 Oktaven zu erweitern. Die obere Stimmgrenze verschiebt sich nach Beendigung des Kehlkopfwachstums u. U. wieder etwas nach oben (Böhme u. Hecker 1970, Abb. 3). Bei Mädchen senkt sich infolge der nur geringen Vergrößerung des Kehlkopfes während der Pubertät die untere

Stimmgrenze um etwa eine Terz, während die obere Stimmgrenze nahezu unverändert bleibt.

Die durchschnittlichen Tonhöhenumfänge untrainierter erwachsener Normalstimmen bewegen sich in zahlreichen Reihenuntersuchungen zwischen 2 und 3 Oktaven: so erreichten in der Untersuchungsreihe von Frank u. Sparber (1970) keine von über 2000 Durchschnittsstimmen die 2-Oktavengrenze, während Hollien et al. (1971) 38 Halbtöne für Männer und 37 Halbtöne für Frauen, oder Colton u. Hollien 35 Halbtöne für männliche Normalstimmen zählten. Wir selbst kamen bei stimmgesunden Probanden im Alter zwischen 20–25 Jahren auf durchschnittlich 33,1 Halbtöne bei den männlichen und 28,1 Halbtöne bei weiblichen Versuchspersonen (s. Tabelle 1).

Nach Schilling (1929) haben mehr als die Hälfte gesunder Normalstimmen einen Tonhöhenumfang von 2–2½ Oktaven, bei ca. 17% finden sich größere (2½–3 und mehr Oktaven), bei ca. 25% kleinere (1½–2 Oktaven) Stimmumfänge. Tonhöhenumfänge von mehr als 4 Oktaven, die auch sängerisch genutzt werden, sind äußerst selten (z. B. die Sängerin Yma Sumac).

Entsprechend der endgültigen individuellen Kehlkopfgröße bzw. Stimmlippenlänge gibt es sowohl bei Männern als auch bei Frauen tief- und hochangelegte Stimmen, die sich in jeweils 3 *Stimmgattungen* klassifizieren lassen, nämlich Baß, Bariton und Tenor bzw. Alt, Mezzosopran und Sopran. Beim Baß bzw. Alt liegt die untere Stimmgrenze um 1–2 Halbtöne (gelegentlich auch mehr) unter der des Bariton (Mezzo), beim Tenor (Sopran) liegt sie 1–2 Halbtöne höher. Tiefe Stimmgattungen haben in der Regel etwas größere Tonhöhenumfänge als die hohen (nur nebenbei sei hier bemerkt, daß sich die Bezeichnungen „tiefe" und „hohe" Stimmgattungen weniger auf die Lage der unteren Stimmgrenzen und der mittleren Sprechstimmlagen, als vielmehr auf die Klangfärbung - Timbre – der Stimme beziehen).

Die erheblichen Diskrepanzen zwischen den von den verschiedenen Autoren ermittelten Durchschnittswerten für den Tonhöhenumfang der Stimme haben ihre Ursachen sowohl in der unterschiedlichen Zusammensetzung der Probandenkollektive, als auch in der uneinheitlichen Untersuchungstechnik und vor allem in der unterschiedlichen Auffassung von dem, was unter Tonhöhenumfang eigentlich zu verstehen ist. Bewertet man nämlich nur die musikalisch verwertbaren (Sing-) Stimmklänge, d. h. den *musikalischen Stimmumfang,* so erhält man naturgemäß einen kleineren Stimmumfang als bei Berücksichtigung aller möglichen Stimmproduktionen, d. h. einschließlich der tiefen knarrigen Brummtöne des Strobaßregisters, sowie der hohen Fistelstimm- bzw. Pfeiftöne *(physiologischer Stimmumfang).* Bisher ist man sich offenbar nicht einig, welcher dieser beiden Stimmumfänge die für die lautsprachliche und sängerische Kommunikation relevante Leistungsbreite der Stimme darstellt und welcher in diagnostischer Hinsicht die bedeutendere Rolle spielt. Wendler u. Seidner (1977) sprechen z. B. vor allem den maximalen Leistungsgrenzen diagnostischen Wert zu, während Böhme (1978) die Ansicht vertritt, daß besonders der musikalische Umfang interessieren müsse.

Entscheiden wird hier der vom Patienten abhängige diagnostische Aspekt. Für einen Sänger bedeutet bereits eine Senkung seiner oberen musikalischen

Stimmgrenze um wenige Halbtöne eine berufsgefährdende Stimmstörung; bei ihm ist demnach die Bestimmung des musikalischen Stimmumfanges von wesentlicher Bedeutung, oder – noch besser – die Gegenüberstellung des musikalisch nutzbaren Tonhöhenbereiches mit dem gesamten physiologischen Tonhöhenumfang seiner Stimme. Man wird also beim Sänger nach Möglichkeit stets beides, d. h. physiologischen und musikalischen Stimmumfang bestimmen wollen.

Dagegen kommt es bei Patienten mit Störungen der Sprechstimme (Dysphonie) wohl eher darauf an, die maximale Variationsbreite der phonatorischen Glottiseinstellung, also den physiologischen Stimmumfang zu prüfen. Dies ist ohnehin weitaus praktischer, da es bei untrainierten Normalstimmen – und besonders bei kranken Stimmen – meistens sehr schwer und oft auch unmöglich (und daher in der Regel auch fragwürdig) ist, zwischen musikalisch verwertbaren und nicht verwertbaren Stimmproduktionen zu unterscheiden. Beispielsweise wird man bei einem Dysphoniker mit heiserer Stimme zwar einen Tonhöhenumfang messen, nicht aber musikalisch brauchbare Stimmklänge finden können – zumindest nicht im Sinne des klassischen Kunstgesanges!

Um es in einem Satz zusammenzufassen: grundsätzlich sollte man die Bestimmung des physiologischen Stimmumfanges anstreben und ggfs. den musikalisch verwertbaren Tonhöhenbereich gesondert notieren (s. hierzu auch Kap. 5.5 und Abb. 20).

2.3 Regelung der Stimmlautstärke

In jedem schwingenden System hängt die Schwingungsweite (Amplitude) von der Größe der antreibenden Kraft ab. In dieser Hinsicht macht der Kehlkopf als „Tongenerator" keine Ausnahme: die Schwingungsweite der Stimmlippen und damit die Intensität des abgestrahlten Stimmklanges richtet sich nach den aerodynamischen Kräften, speziell nach dem subglottischen Anblasedruck, der proportional zur Intensitätssteigerung des Stimmklanges wächst (Rubin, 1963; Koyama et al., 1969). Wenn man allerdings am Leichenkehlkopf die Stimmlippen anbläst, wie dies erstmalig am menschlichen Kehlkopf J. Müller vor 150 Jahre tat (1837), wird man erleben, daß nicht nur die Lautstärke, sondern auch die Schwingungsfrequenz der Stimmlippen mit zunehmendem Anblasedruck etwas ansteigt; haben Anblasedruck und Strömungsgeschwindigkeit ein bestimmtes Maß überschritten, so sistiert die Stimmlippenvibration (die Glottis bleibt offen) – die Stimme reißt ab. Nur wenn gleichzeitig Spannung und Masse der Stimmlippen und damit der Glottiswiderstand durch entsprechende Muskeltätigkeit verändert werden, ist eine ausreichende Lautstärkeregelung der Stimme ohne gleichzeitige Tonhöhenänderung bzw. eine von der Tonhöhenänderung unabhängige Regulation der Stimmintensität möglich.

Wenn also die Stimmlautstärke auch im wesentlichen eine lineare Funktion des subglottischen Druckes ist und damit in erster Linie von dem jeweiligen exspiratorischen Kraftaufwand bestimmt wird, so hat doch die Kehlkopfmuskulatur stets für den erforderlichen Glottiswiderstand bzw. die für die Aufrechter-

haltung der eingestellten Tonhöhe notwendigen Ausgleichsspannungen zu
sorgen. Nur bei sehr hohen Tönen, die mit maximaler Längsspannung des M.
vocalis produziert werden, erfolgt die Lautstärkenkontrolle wohl ausschließlich
durch die aerodynamischen Größen. Insgesamt bedarf die zielgerichtete, fein
abgestimmte Lautstärkemodulation beim Sprechen und Singen einer außerordentlich gut koordinierten Zusammenarbeit von exspiratorischen Atemmus-
keln und innerer Kehlkopfmuskulatur.

2.4 Stimmdynamik

Den Schalldruckpegelabstand [gemessen in dB(A)] zwischen der leisesten und
lautesten Stimmproduktion bei konstanter Grundtonfrequenz (der Grundton
„f_o" entspricht der Schwingungszahl der Stimmlippen bzw. der subjektiven
Tonhöhe eines Stimmklanges) bezeichnet man als Stimmdynamik - analog etwa der Dynamik des Hörvermögens zwischen Hörschwelle und Schmerzgren-
ze. Zweifellos dürfte es sich dabei ebenso um eine altersabhängige und interindividuell stark schwankende Stimmleistung handeln wie beim Tonhöhenumfang, jedoch gibt es hierzu bislang keine Untersuchungen. Überhaupt ist
bemerkenswert, daß im Gegensatz zum in der Gesangswelt ja stets bedeutsamen Stimmumfang die Stimmdynamik als beachtenswerte und meßbare Größe
erst mit der Möglichkeit der Schalldruckpegelmessung in der ersten Hälfte un-
seres Jahrhunderts entdeckt wurde.

Die ersten quantitativen Angaben für die durchschnittliche Stimmdynamik
stammt von Wolfe et al. aus dem Jahre 1935: bei 50 Versuchspersonen ermittelten sie eine Durchschnittsdynamik von 51 dB. Jahrzehnte später bestätigten
Coleman et al. (1977) diese Angaben mit kleinen Abweichungen anhand einer
allerdings nur geringen Probandenzahl (54, 8 dB bei 10 männlichen Versuchspersonen und 51 dB bei 12 weiblichen Versuchspersonen) und fügten hinzu,
daß die Stimmdynamik in den mittleren Abschnitten des Stimmumfanges deutlich größer sei als im Bereich der unteren bzw. oberen Stimmgrenze. Wie beim
Tonhöhenumfang ist auch die musikalisch verwertbare Stimmdynamik kleiner
als die physiologische, wobei die Sänger diesbezüglich kleinere Unterschiede
zwischen musikalischem und physiologischem Dynamikbereich aufweisen sollen als Normalstimmen (Coleman u. Mott 1978). Offenbar läßt sich demnach
die musikalische Stimmdynamik durch Stimmtraining erweitern - eine Erfahrung, die in der Gesangspädagogik seit langer Zeit bekannt ist.

Im klinisch diagnostischen Rahmen erwachte das Interesse für eine exakte
Erfassung der Stimmdynamik erst im vergangenen Jahrzehnt, obwohl die eingeschränkte Fähigkeit zur Steigerung der Stimmlautstärke seit langer Zeit als
häufiges Symptom funktioneller und organischer Stimmstörungen bekannt ist
(z. B. bei Rekurrensparese, hypofunktionelle Dysphonie u. a. m.) und obwohl
der berühmte Stimmarzt Nadoleczny bereits 1922 darauf hinwies, daß sich
Sprech- und Singstimmstörungen besonders leicht an Tongebungsfehlern im
Piano- und Pianissimobereich zu erkennen geben. Zu Recht schlugen Stone
et al. (1978) vor, vor allem die Minimalintensität der Stimme diagnostisch zu

nutzen. Die Kenntnis der Stimmdynamik sei, so **Wendler** u. Seidner (1977), schon deshalb von diagnostischer Bedeutung, um nicht zu übersehen, ob vielleicht ein Patient bereits bei gering gespanntem Sprechen (d. h. bei etwas angehobener Sprechlautstärke wie in vielen Sprechberufen täglich erforderlich) dynamisch ständig seine Leistungsgrenze erreicht, was eine Einschränkung der stimmlichen Belastbarkeit bedeute.

3 Historische Entwicklung der Stimmfeldmessung

Auf die Idee, die Stimmdynamik in Abhängigkeit von der Stimmtonhöhe in einem entsprechenden Koordinatensystem graphisch darzustellen, kam erstmalig
der französische Phoniater J. Calvet, als er bei einer Reihe von Jugendlichen
die Stimmentwicklung während der prä-, intra- und postpubertären Phase un-
tersuchte. Er demonstrierte seine „Courbes Vocales" auf dem 10. Phoniatrie-
kongreß in Paris 1950 und publizierte sie 2 Jahre später zusammen mit Malhiac
(Calvet u. Malhiac 1952, s. Abb. 4). Seine Beobachtungen ließen ihn die gleichzeitige Tonhöhen- und Lautstärkemessung als brauchbare Methode zur Kontrolle der sängerischen Ausbildung empfehlen, da sie erlaube, Fortschritte
ebenso wie noch vorhandene Unzulänglichkeiten zu erkennen.

Mit Ausnahme von T. Vogelsanger (1954), der das Lautstärke-Frequenz-
Diagramm Calvets zur Darstellung der Stimmleistung von Sängern übernahm,
fand der Vorschlag Calvets zunächst keinen Widerhall. Erst 2 Jahrzehnte später
„wiederentdeckten" Waar u. Damsté (1968) die „Courbes Vocales" als „Fone-

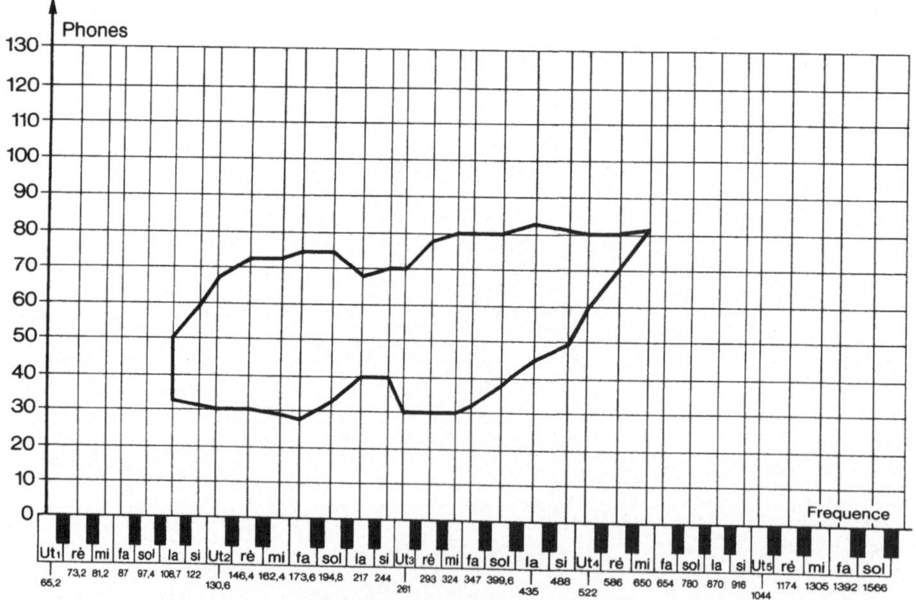

Abb. 4. Erstes von Calvet u. Malhiac entworfenes Stimmfeldformular mit dem Stimmfeld eines 15 1/2-jährigen Jungen. Deutliche Einschränkung der Stimmdynamik zwischen Brust-
und Kopfregister. (Nachgezeichnet aus Calvet u. Malhiac 1952)

togram"; offenbar kannten sie Calvets Veröffentlichungen nicht; zumindest fehlt in ihren Arbeiten eine entsprechende Referenz.

Von Damsté (1970) stammt der Hinweis, daß sich diese Untersuchungsmethode nicht nur zur Bewertung sängerischer Leistungen, sondern vor allem auch zur Beurteilung von Stimmfunktionsstörungen gebrauchen lasse.

Auch diesmal wieder verhallte der Vorschlag zunächst ungehört. Erst als im Laufe der 70iger Jahre 2 weitere Arbeiten aus der niederländischen Schule (Schutte 1975; Pauw u. Waar 1977) die klinische Brauchbarkeit des Fonetograms erläutert und die Berliner Arbeitsgruppe um Seidner die Bezeichnung „Stimmfeld" für den deutschsprachigen Raum geprägt hatten (Rauhut et al. 1979), stieß die Stimmfeldmessung zumindest im deutschsprachigen Raum auf breiteres Interese. Wahrscheinlich unabhängig von Calvet in Paris einerseits und Waar und Damste in Utrecht andererseits, wurde die Stimmfeldmessung 1977 auch von einer amerikanischen Arbeitsgruppe (Coleman et al. 1977) zum dritten Male als „fundamental frequency sound pressure level profil" oder kürzer:" f_o-SPL profil „entdeckt. Seit Beginn dieses Jahrzehnts hat sich die Stimmfeldmessung nahezu sprunghaft zur weitaus am häufigsten verwendeten apparativen Untersuchungsmethode in der deutschsprachigen Phoniatrie und Logopädie entwickelt. Nachdem sich der Wert dieses Verfahrens auch für die prä- und posttherapeutische Stimmfunktionsdiagnostik bei laryngologischen Krankheiten herumgesprochen hat, hält die Stimmfeldmessung jetzt auch Einzug in die Praxis des Hals- Nasen- Ohrenarztes.

4 Das Stimmfeld

Trägt man in ein entsprechendes Koordinatenkreuz mit der Ordinate als Schalldruckpegelskala (in dB) und der Abscisse als Frequenzskala (in Hz) die jeweils leiseste und lauteste Stimmproduktion in Abhängigkeit von der Stimmlippenfrequenz (Tonhöhe) über den gesamten Tonhöhenumfang der Stimme ein, so umhüllen bei geeigneter Meßtechnik die resultierenden Kurven, d. h. die Pianokurve (= leise Töne) einerseits und die Fortekurve (= laute Töne) andererseits alle stimmhaften Laute, die dem jeweiligen Probanden für die lautsprachliche und auch sängerische Kommunikation zur Verfügung stehen. Dieses sog. „Stimmfeld" (s. Abb. 5ff.) spiegelt also leicht überschaubar den gesamten Leistungsumfang des Kehlkopfes als Stimmklanggenerator wider. Informationen über die Klangqualität der Stimme enthält ein Stimmfeld dagegen nicht.

Bei gesunden Stimmen nähert sich die Form des Stimmfeldes einer Ellipse mit schräg ansteigender Längsachse. Diese charakteristische Form läßt sich wie folgt erklären: an der unteren Stimmgrenze, d. h. bei der niedrigst einstellbaren Stimmlippenfrequenz, sind die Stimmlippen maximal verkürzt bei niedriger elektrischer Aktivität des M. vocalis. Von dieser Situation aus läßt sich die Glottiseinstellung nur noch einseitig in Richtung einer Stimmlippenverlängerung und Spannungszunahme des Stimmlippenmuskels und damit Erhöhung des Glottiswiderstandes verändern. Der geringe Glottiswiderstand verlangt – wie Vogelsanger (1954) das erstmalig zeigen konnte – einen relativ großen Luftstrom zur Anregung einer Stimmlippenschwingung, während der subglottische Anblasedruck verhältnismäßig niedrig bleibt (Koyama et al. 1969). Der Versuch, die Lautstärke bei dieser Glottiseinstellung allein durch Steigerung der Luftströmungsrate anzuheben, würde, wenn man sich an die von v. d. Berg u. Tan (1959), Isshiki (1959) und Hast (1961) mehrfach bestätigten Versuche von J. Müller (1837) erinnert, ohne Änderung von Masse und Spannung der Stimmlippen zu einer Steigerung der Stimmlippenfrequenz führen. Eine frequenzausgleichende Veränderung der Glottiseinstellung hätte in diesem Falle in Richtung einer Frequenzerniedrigung stattzufinden. Da sich die Glottis aber ohnehin an ihrer unteren Einstellungsgrenze befindet, ist ein solcher Ausgleichsvorgang nicht mehr möglich, woraus folgt, daß an der unteren Stimmgrenze die Stimmlautstärke nicht oder in nur ganz geringem Umfang variabel ist. Piano- und Fortekkurve der Stimme beginnen sozusagen gemeinsam bei gleichem Schalldruckpegel an der unteren Stimmgrenze, eine „Stimmdynamik" gibt es an diesem Punkt nicht.

Mit zunehmender Verlängerung der Stimmlippen, d. h. mit steigender Stimmlippenfrequenz wachsen die Variationsmöglichkeiten der Glottiseinstel-

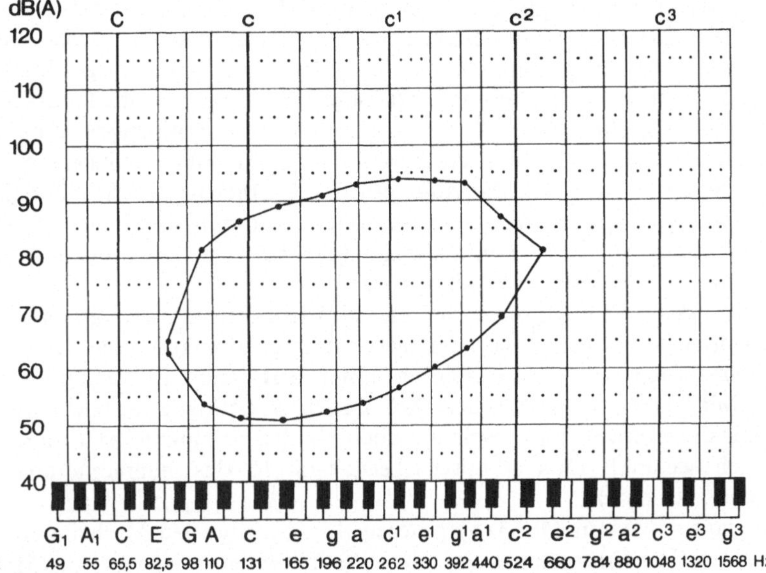

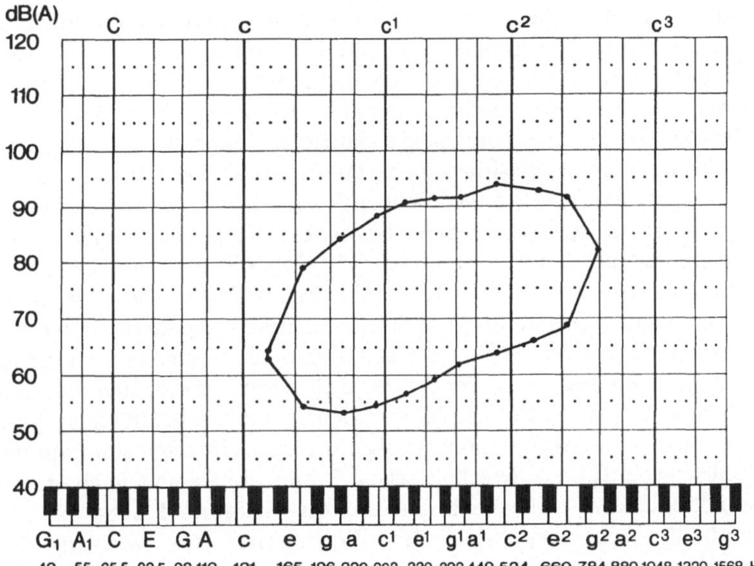

Abb. 5a, b. Stimmfeldformular mit Normstimmfeld für die männliche Stimme (a) bzw. die weibliche Stimme (b) (Modifiziert nach Schultz-Coulon u. Asche 1988)

lung und damit die Möglichkeiten einer Lautstärkesteigerung bzw.-verringerung bei konstanter Stimmlippenfrequenz. Die Stimmdynamik wächst also mit steigender Stimmtonhöhe, erreicht im Mittelfeld des Stimmumfanges ihr Maximum und nimmt bei Annäherung an die obere Stimmgrenze wieder ab. Dabei senkt sich die Fortekurve bei Annäherung an die obere Stimmgrenze meist etwas zu niedrigeren Maximalpegelwerten ab, während die Pianokurve deutlich ansteigt (Abb. 5). Grund für das Ansteigen der Pianokurve ist die ständig steigende Stimmlippenspannung, die immer höhere subglottische Initialdrücke benötigt, um die Stimmlippen in Schwingungen zu versetzen, woraus entsprechend höhere Minimalpegel resultieren.

An der oberen Stimmgrenze sind die Stimmlippen maximal gespannt, der Glottiswiderstand ist hoch und kann nicht mehr gesteigert werden. Das klangerzeugende System ist kräftemäßig an seiner äußersten Leistungsgrenze angelangt. Mit hohem subglottischem Anblasedruck gelingt zwar noch die Tonerzeugung in bestimmter Lautstärke, jedoch ist die Stimmintensität nicht oder kaum mehr variabel. Das elliptische Leistungsfeld des Stimmgenerators hat sich damit geschlossen.

Klingholz u. Martin (1983) vergleichen den laryngealen Mechanismus mit einem akustischen Energiewandler: alveolare Gleichstromenergie wird in akustische Wechselstromenergie umgewandelt. Dabei wird ein Teil der Eingangsenergie als „Betriebskosten" gebraucht, so daß bei niedriger Eingangsenergie vergleichsweise wenig Ausgangsenergie geliefert wird, d. h. die Arbeitskennlinie zeigt zunächst ein Anlaufgebiet mit geringem Anstieg. Bei sehr großer Eingangsenergie kann der Mechanismus durch seine vorgegebene Konfiguration nicht mehr die gesamte Eingangsenergie wandeln. Der nicht mehr wandelbare Teil der Eingangsenergie dissipiert im Mechanismus. Die Kennlinie wird also für große Eingangsenergien einen Sättigungswert mit ebenfalls geringem Anstieg der Arbeitskennlinie aufweisen: dazwischen liegt ein Bereich optimaler Wandlung mit steilem Kennlinienanstieg, d. h. der Wirkungsgrad eines solchen Mechanismus ist dem Anstieg der Kennlinie proportional. Dieser Verlauf wird in zweidimensionaler Darstellung durch eine Ellipse charakterisiert, wenn über der Grundfrequenz als Arbeitspunkt maximaler und minimaler Schalldruck als Variable aufgetragen werden. Um dies zu erläutern, errechneten die Autoren für die Abhängigkeit des Stimmschalldruckpegels vom subglottischen Anblasedruck frequenzspezifische Kennlinien aufgrund experimentell gewonnener Daten und leiteten ebenfalls auf rechnerischem Wege ein Stimmfeld ab, dessen elliptische Form einem tatsächlich gemessenen Stimmfeld entspricht. Diese charakteristische Arbeitskennlinie des Glottisgenerators machten sie zur Grundlage ihrer computergestützten Stimmfeldauswertung (s. Kap. 8).

5 Durchführung der Stimmfeldmessung

5.1 Meßraum

Die Einrichtung eines besonderen, schallgedämpften Raumes ist für die Stimmfeldmessung nicht erforderlich, doch sollte die Messung nicht in halligen Räumen stattfinden, da es durch Resonanzphänomene („Badezimmereffekt") zur Schallverstärkung und damit fehlerhaften Meßergebnissen kommen kann. Geeignet ist jeder Raum, der durch Teppichboden, Vorhänge, Polstermöbel etc. eine „akustische Wohnzimmeratmosphäre" besitzt. Selbstverständlich muß der Raum vor Außenschall so weit geschützt sein, daß der Geräuschpegel während der Messung <40 dB(A) ist; bei höheren Störpegeln läßt sich die Pianokurve nicht einwandfrei messen. Die 40-dB-Grenze entspricht auch der Empfehlung der Union Europäischer Phoniater (Schutte u. Seidner 1983).

Man sollte außerdem daran denken, daß oft recht laute Stimmklänge von 100 dB und mehr produziert werden, die beträchtlich stören können, wenn sie durch hellhörige Wände nach außen dringen. Neben einem voll besetzten Wartezimmer beispielsweise sollte man eine Stimmfeldmessung nicht durchführen! Die Schallisolierung nach außen ist auch aus anderen Gründen wichtig: bekommt ein Patient den Eindruck, daß man seinen vielleicht mangelhaften „Singversuchen" außerhalb des Raumes zuhören kann, so wird er sich u. U. weigern, entsprechende Stimmleistungen zu erbringen; denn die fast bei allen sängerisch untrainierten Probanden bzw. Patienten anfangs zu beobachtende Scheu, sich vor dem Mikrofon stimmlich zu produzieren (s. unten), wird durch vermeintliche (oder tatsächliche) Zuhörer erheblich gesteigert. Steht kein entsprechend abgelegener Raum zur Verfügung, so geht man derartigen Schwierigkeiten am einfachsten dadurch aus dem Wege, daß man die Messung außerhalb der normalen Praxiszeiten durchführt.

5.2 Meßgeräte

Grundsätzlich benötigt man für die Stimmfeldmessung einen Tongeber und ein Schalldruckpegelmeßgerät. Als *Ton- oder Klanggeber* läßt sich jedes elektronische Tasteninstrument verwenden, dessen Tonhöhenskala 5 Oktaven (etwa C – c⁴) umfaßt, oder natürlich jedes Klavier. Für die *Schalldruckpegelmessung* reichen schon kleine Präzisionsgeräte aus, sofern sie nach der Bewertungsskala dB(A) im Lautstärkebereich von 40–120 dB(A) messen.

Bequemer und wohl auch weniger zeitaufwendig ist die Verwendung eines „Stimmfeldmeßgerätes", wie es beispielsweise von der Berliner Arbeitsgruppe um Seidner entwickelt wurde (Seidner u. Eichhorst 1986; Eichhorst 1985): mit dem Gerät lassen sich über einen Lautsprecher die nachzusingenden Töne im Frequenzbereich G (49 Hz) – g^3 (1568 Hz) vorgeben. Der effektive Schalldruckpegel des produzierten Stimmklanges wird mit langsamer Zeitbewertung (1000 ms) im Pegelbereich 40–120 dB(A) gemessen und digital angezeigt; die Meßbereichsumschaltung erfolgt automatisch. Für eine evtl. gewünschte Schalldruckpegelbestimmung fortlaufenden Sprechens, etwa zur Bestimmung des Sprechstimmfeldes (s. unten) ist die Schalldruckpegelanzeige auch in Echtzeit möglich.

Das Seidnersche Gerät enthält darüber hinaus ein elektroakustisches Filter für den Frequenzbereich 2,0–5,0 kHz. Nach entsprechender Umschaltung läßt sich über diesen Hochfrequenzpaß der relative Schalldruckpegel in diesem Frequenzbereich des Stimmklangspektrums messen und damit ein objektives Maß für die relative Intensität des für die Tragfähigkeit der Stimme bedeutsamen sog. Singformanten (3 kHz- Formanten) gewinnen (s. hierzu auch Kap. 7.4).

Noch weiter als das Seidnersche Stimmfeldmeßgerät geht ein in der Bundesrepublik Deutschland entwickelter „Stimmfeldcomputer" (ebenfalls bereits auf dem Markt), der nicht nur als Tongenerator und Schalldruckpegelmeßgerät arbeitet, sondern gleichzeitig auch die Tonhöhenmessung mittels Grundtonanalyse durchführen kann. Gegenüber dem halbautomatischen Stimmfeldmeßgerät hat dieser sog. Stimmfeldcomputer ohne Zweifel drei wesentliche Vorteile:

Erstens wird vom Prüfer nicht mehr verlangt, die Tonhöhe des vom Patienten gesungenen Tones selbst, d. h. anhand von instrumentellen Vergleichstönen auditiv zu bestimmen; musikalisch wenig geübte Untersucher bekommen bezüglich der Tonhöhenbestimmung ja häufig Schwierigkeiten, vor allem bei heiseren Stimmen.

Zweitens wird aber auch umgekehrt dem Patienten erspart, die vorgegebene Tonhöhe exakt zu treffen, was unmusikalischen Patienten ohnehin oft kaum gelingt: der Grundtonanalysator des Stimmfeldcomputers bestimmt und dokumentiert die intonierte Tonhöhe automatisch.

Drittens bedeutet der Stimmfeldcomputer eine wesentliche Erleichterung für den Untersucher, in dem sich für ihn das Eintragen der gesamten Schalldruckpegelwerte der vom Patienten produzierten Stimmklänge in das Stimmfeldformular erübrigt. Der „Stimmfeldcomputer" zeigt sowohl Schalldruckpegel als auch Stimmtonhöhe automatisch auf dem Display an und kann das Meßergebnis über einen angeschlossenen Drucker ausdrucken.

Daneben stehen aber auch Nachteile, die nicht ohne weiteres auf den ersten Blick erkennbar sind, die aber unbedingt beachtet werden müssen, wenn man Fehlergebnisse vermeiden will:

Erstens kann sich jeder Grundtonanalysator unabhängig von Arbeitsprinzip und Bauart bei der Grundtonextraktion „irren", wenn der erste Oberton deutlich stärker ist als der Grundton des zu analysierenden Stimmklanges, was besonders bei tiefen sonoren Männerstimmen häufig vorkommt. In diesen Fällen

zeigt der Grundtonanalysator den ersten Oberton als Grundton f^0 an, verlegt
also f^0 fälschlicherweise um eine Oktave nach oben (sog. „Oktavsprung").

Zweitens bekommt die automatische Grundtonanalyse Schwierigkeiten bei
stark rauschüberlagerten, sprich heiseren Stimmklängen, da die Länge bzw.
Zeitdauer der einzelnen Schwingungsperioden der Stimmlippen mit zunehmender Rauschüberlagerung immer schwerer erkennbar wird; auch hierdurch sind
Fehlanzeigen möglich.

Drittens muß bei der derzeitigen Geräteausführung jeder auf dem Display
offensichtlich falsch angezeigte Wert noch manuell durch Tastendruck gelöscht
werden, was u. U. den Untersuchungsgang erheblich in die Länge ziehen kann.
Vor allem wird vorausgesetzt, daß der Untersucher jeden Meßwert auf dem
Display kontrolliert und dabei ausreichend Kenntnisse besitzt, um Fehlmes-
sungen zu erkennen.

Der Einsatz von Stimmfeldmeßgeräten bedeutet also keineswegs zwangsläufig
eine Verbesserung oder größere Zuverlässigkeit der Meßresultate, ist aber zweifellos angenehmer als eine Stimmfeldmessung mit dem Schalldruckpegelgerät
in der Hand.

5.3 Untersuchungsmethode

a) Vorbereitung des Patienten

Bei der Mehrzahl der stimmlich ungeübten Patienten oder gesunden Probanden trifft man zu Beginn einer Stimmfeldmessung auf eine mehr oder weniger
große Scheu, sich stimmlich vor einem Mikrofon zu produzieren. „Ich kann
nicht singen" hört man fast regelmäßig. Diese Scheu, dieses anfängliche Sich-
Genieren, gilt es zu überwinden, da solche Hemmungen erheblichen Einfluß
auf die Stimmleistung, insbesondere die Fortekurve haben. Hierzu empfehlen
sich besonders zwei Maßnahmen vor Beginn einer jeden Messung:

Erstens ist der Patient ausführlich über die Bedeutung dieser Untersuchung
aufzuklären, wobei man ihm insbesondere klarmachen sollte, daß nicht die
Klangqualität der Stimme, sondern lediglich ihre Lautstärke und Tonhöhe eine
Rolle spielen.

Zweitens sollten stets einige Vorübungen, unterstützt durch entsprechende
Demonstrationen seitens des Untersuchers, stattfinden; denn es ist eine alte Erfahrung, daß ein zweites Stimmfeld immer größer ist als das zuerst gemessene.

b) Aufrechte Haltung

Die Untersuchung sollte stets in locker stehender Haltung durchgeführt werden. Nach Frank u. Donner (1986) werden bei aufrechter, elastischer, „vom
Scheitel bis zur Sohle leicht gespannter Körperhaltung" die besten Ergebnisse
erzielt.

c) Mikrofonabstand 30 cm

Außerordentlich wichtig ist die Einhaltung eines konstanten Mikrofonabstandes. Nach Übereinkunft der Union Europäischer Phoniater (Seidner u. Schutte, 1983) soll der Abstand zwischen Mundöffnung und Mikrofon 30 cm betragen. Es empfiehlt sich, diesen Abstand für den Patienten durch einen entsprechenden Abstandhalter (etwa am Mikrofonstativ) zu markieren, denn ein Unter- oder Überschreiten des Mikrofonabstandes kann zu erheblichen Schwankungen des Schalldruckpegels führen.

d) Testvokal [a:]

Seidner et al. (1985) haben bei ihren Reihenuntersuchungen an Sängern erfahren, daß die Größe der Stimmdynamik vokalabhängig ist. Mit dem Testvokal [a:] fanden sie sowohl die größten als auch die niedrigsten Stimmintensitäten.

Der Testvokal [a:] ist artikulatorisch der einfachste Vokal (lediglich die Öffnung des Mundes genügt) und wird deshalb wohl auch automatisch von fast jedem Menschen gewählt, wenn man ihn auffordert, irgendeine Melodie nachzusingen. Das [a:] ist – besonders in der Konsonant-Vokal-Verbindung [la:] – sozusagen der natürliche Singvokal.

e) Zwei-Sekunden-Regel

Um zu vergleichbaren Meßergebnissen zu kommen, hat sich für die Stimmfeldmessung der Vorschlag von Coleman et al. (1977) durchgesetzt, nur solche Töne zu bewerten, die 2 s lang gehalten werden könne. Bei kürzeren Zeiten werden u. U. auch schreiähnliche Lautproduktionen berücksichtigt, die zwar zur Leistungsbreite einer Stimme gehören, nicht aber unbedingt dem für die lautsprachliche und sängerische Kommunikation relevanten Leistungsumfang der Stimme zugerechnet werden können. Natürlich gibt es Ausnahmen: wenn es beispielsweise angesichts einer Rufstimmstörung („Kleseasthenie“) um die Leistungsbewertung einer Befehlsstimme geht, wird man neben dem eigentlichen Stimmfeld auch die Lautstärke der Rufstimme wissen wollen (s. Kap. 7.2.2).

Längere Töne, wie sie z. B. Stone et al. (1978) mit 4 s von ihren Probanden verlangten, können von ungeübten Stimmen bei extremen Lautstärken oft nicht erzeugt werden, d. h. bei einer Tonhaltedauer von mehr als 2 s verliefe demnach die Fortekurve des Stimmfeldes bei niedrigeren Schalldruckpegeln. Außerdem würden längere Töne bei Prüfung der maximalen Stimmintensität für viele Patienten eine zu große und damit unzumutbare Stimmbelastung bedeuten.

f) Piano *vor* Forte

Die allgemeine Anweisung lautet, daß der Patient jeden Ton so leise und so laut wie möglich singen solle. Folgt man diesem Weg, d. h. läßt man jeden Ton jeweils zuerst leise und danach laut singen, so wird man bei vielen ungeübten Stimmen erleben, daß sie zunehmende Mühe haben nach maximaler Stimmanstrengung sofort wieder auf „ganz leise“ zu schalten. Folglich wird man die Pianokurve des Stimmfeldes in solchen Fällen bei zu hohen Pegelwerten messen (Schultz-Coulon u. Asche 1988). Besser ist es daher, die gesamte Pianokurve vor der Fortekurve zu messen.

Praktisch geht man dabei so vor, daß man

1) dem Patienten aus der Mitte seines Stimmfeldes einen beliebigen Ton vorspielt und zunächst einmal übungsweise in angenehmer Lautstärke nachsingen läßt,

2) ihn sodann auffordert, diesen Ton so leise wie möglich zu singen; die niedrigste Lautstärke, bei der der Patient seinen Ton für mindestens 2 s hat halten können (auch kurze Tonunterbrechungen gelten hier als Stimmabbruch!) wird notiert,

3) von den mittelhohen Tönen zu den tiefen Frequenzen bis zur unteren Stimmgrenze fortschreitet und anschließend aufwärts singen läßt und

4) wieder bei mittlerer Stimmtonhöhe beginnend in gleicher Abfolge die Fortekurve mißt.

5.4 Musikalisches und physiologisches Stimmfeld

Bereits eingangs wurde darauf hingewiesen, daß der musikalisch verwertbare Stimmumfang und die beim Singen nutzbare Stimmdynamik etwas kleiner sind als der physiologische Leistungsbereich der Stimme. Bei den meisten ungeübten Stimmen ist die Grenze zwischen unmusikalisch brauchbarer und unbrauchbarer Stimmklangqualität jedoch so unscharf, daß sie weder vom Probanden bzw. Patienten noch vom Untersucher einigermaßen festzulegen ist. Demnach wird man bei Normalstimmen ebenso wie bei kranken Stimmen das physiologische Stimmfeld nach obigen Richtlinien messen. Bei Sängern dagegen halten wir es aus Gründen der besseren Vergleichbarkeit (mit Normalstimmen) und der größeren diagnostischen Aussagekraft für sinnvoll, zwischen musikalischem und physiologischem Stimmfeld zu trennen (s.Abb.20). Besonders groß ist die Differenz oft im Pianobereich: ein bühnenwirksames, gut gestütztes „Pianiossimo" eines Sängers ist regelmäßig um 10–20 dB lauter als der leiseste produzierbare (oft etwas verhauchte) „Säuselton". Nur muß man den Sänger darüber aufklären, daß auch die „unschönen", ungestützten Stimmklänge an der unteren und oberen Grenze des Lautstärkeumfanges der Stimme interessieren.

In ähnlicher Weise wird der Sänger weder die tiefsten Strohbaßtöne noch die höchsten, für das Ohr unschönen Fistelklänge als zu seinen Stimmfeld zugehörig empfinden; auch diesbezüglich bedarf es demnach einer entsprechenden Aufklärung, falls diese Stimmproduktionen in der Messung miterfaßt werden sollen.

5.5 Dokumentation

Die Dokumentation der Stimmfeldmessung erfolgt in einem Koordinatensystem mit der logarithmischen Frequenzskala (Hz) als Abszisse und der ebenfalls logarithmischen Schalldruckpegelskala db(A) als Ordinate. Für den praktischen Gebrauch empfiehlt sich die ausschließliche Verwendung einer Hertz-Skala jedoch nicht, da damit besonders für den Laien eine unmittelbare Tonhöhenvorstellung nicht verbunden ist. Diese folgt vielmehr der musikalischen Halbtonskala mit ihren entsprechenden Buchstabensymbolen. Demnach ist es naheliegend, die Klaviertastatur entlang der x-Achse zu übernehmen; sie macht die Zuordnung der durch Instrumentalvergleich subjektiv ermittelten Stimmtonhöhe unproblematisch (s. Abb.: 5a + b).

Andererseits genügt die Halbtonskala allein ebenfalls nicht, da man auch in der Lage sein möchte, objektiv mittels Grundtonanalyse (z. B. mit Hilfe des Grundfrequenzanalysators im Stroboskop) gemessene Tonhöhen richtig einzutragen. Außerdem sind die Oktavbezeichnungen im englischen und deutschen Sprachraum unterschiedlich [englisch: C1 (32, 7 Hz), C2,C3, C4,C5. . . .; deutsch: C1 (32,7 Hz), C, c, c^1, c^2, c^3 . . .], so daß Verwechslungen durch Hinzugabe der entsprechenden Schwingungszahlen vermieden werden müssen. Man benötigt also beide Skalen, was bei der ersten Standardisierungsempfehlung der Union Europäischer Phoniater durch Schutte u. Seidner (1983) auch berücksichtigt worden ist. Die Autoren schlagen als Ordinate eine logarithmische dB(A) Skala von 40-120 dB in 5 dB Stufen und als Abszisse eine Tonskala vor, die die Töne g, a, c, e, g. . . markiert und der Übersicht halber auf die Markierung der dazwischenliegenden Halbtonstufen verzichtet. Der Abstand zwischen jeweils 10 dB soll 15 mm auf der Ordinate und der Oktavabstand auf der Abszisse 36 mm betragen. Die Tonskala umfaßt 5 Oktaven (G1 - g^3).

Wir haben uns diesem Vorschlag angeschlossen mit der geringfügigen Modifikation, daß wir alle Halbtonschritte durch ein entsprechendes Punktraster markieren, und zwar aus 2 Gründen: einmal erleichtert es das Eintragen von Zwischenwerten bei unmusikalischen Patienten, die die Zieltöne um 2 (und gelegentlich deutlich mehr) Halbtonschritte verpassen, und zweitens verbessert es die exakte Dokumentation besonders im Hinblick auf eine evtl. rechnerische Auswertung des Stimmfeldes.

6 Interpretation, Auswertung

6.1 Das Normstimmfeld

Von einer Stimmfeldmessung erwartet man Aussagen in zweierlei Hinsicht:

Einmal – im intraindividuellen Vergleich – Informationen über eine evtl. Verbesserung oder Verschlechterung einer vorausgegangenen Leistung im Rahmen von Therapiekontrollen, Stimmentwicklung, Gesangsausbildung, Belastungstests etc.

Zweitens – im interindividuellen Vergleich – Aussagen über eine gegenüber der Norm über- oder unterdurchschnittliche Leistung.

Letztgenannter interindividueller Vergleich setzt selbstverständlich Bezugsgrößen voraus, an denen sich die Einzelleistungen messen läßt. So steht bei der Beurteilung eines Stimmfeldes unwillkürlich unser Wissen im Hintergrund, daß der durchschnittliche Tonhöhenumfang der menschlichen Stimme etwa 2 Oktaven beträgt [wenngleich diese Angaben hierzu, wie gesagt (s. oben), in Abhängigkeit von den jeweiligen Beurteilungskriterien und Probandenkollektiven zwischen weniger als 2 Oktaven und mehr als 3 Oktaven schwanken], daß die Stimmlautstärke um ca. 50 dB variieren kann und daß die Stimmdynamik in der Mitte des Tonhöhenumfanges größer ist als in der Nähe der oberen und unteren Stimmgrenze.

Um diesen Vergleich mit der Durchschnittsleistung einfacher und übersichtlicher zu machen, haben Schultz-Coulon u. Asche (1988) vorgeschlagen, die Durchschnittsleistung als „Normstimmfeld" in das Stimmfeldformular einzutragen. Anhand von Stimmfeldmessungen bei 25 stimmgesunden Studenten und 21 Studentinnen im Alter von 20–25 Jahren errechneten sie in folgender Weise das Normstimmfeld: zunächst machten sie die Dynamik der in unterschiedlichen Frequenzbereichen liegenden Stimmfelder der verschiedenen Probanden nach der Methode von Coleman et al. (1977) vergleichbar, indem sie den in Halbtönen gemessenen Tonhöhenumfang einer jeden Stimme gleich 100% setzten und die darin enthaltenen Halbtonschritte prozentual aufteilten. Beispielsweise würden also bei einem Tonhöhenumfang von 33 Ht 3, 3 Ht = 10% des gesamten Stimmumfanges bedeuten. Es entstanden dadurch elliptische „Durchschnittsstimmfelder" mit einer zu den hohen Frequenzen hin schräg ansteigenden Längsachse. Aus diesen Durchschnittsstimmfeldern konstruierten sie das „Normstimmfeld" auf der Grundlage der bei ihren Versuchspersonen gemessenen Durchschnittswerte (Tabelle 1). Als Orientierungspunkt für die Plazierung der Durchschnittsfelder im Koordinatensystem des Stimmfeldformulares definierten sie die durchschnittlichen unteren Stimmgrenzen. Bei männlichen Probanden lag diese 3,1 Halbtöne oberhalb von D (= tiefster

Tabelle 1. Tonhöhenumfang und Stimmdynamik stimmgesunder Normalpersonen (Ht = Halbtöne) (Aus Schultz-Coulon und Asche 1988)

	Männer (n = 25)	Frauen (n = 21)
minimaler und maximaler Tonhöhenumfang	26–38 Ht	23–33 Ht
durchschnittlicher Tonhöhenumfang	33,1 Ht	28,1 Ht
Intensitätsminimum (absolut)	45 dB	46 dB
Intensitätsminimum (durchschnittlich)	50,0 dB	52,3 dB
Intensitätsmaximum (absolut)	107 dB	104 dB
Intensitätsmaximum (durchschnittlich)	96,5 dB	95,4 dB
maximale Stimmdynamik	59 dB	50 dB
durchschnittliche maximale Stimmdynamik	46,5 dB	44,6 dB

Ton des von den Autoren verwendeten Stimmfeldformulares), d. h. also bei F (= 87,3 Hz), und bei den Frauen 11,8 Ht oberhalb von D, also bei d (= 147 Hz). Ausgehend von einem durchschnittlichen Tonhöhenumfang von 33 Ht bei Männern bzw. 28 Ht bei weiblichen Versuchspersonen konnten dann nach prozentualer Aufteilung dieser Tonhöhenumfänge (d. h. bei Männern 3, 3 Ht pro 10% und bei Frauen 2, 8 Ht pro 10%) die jeweils zugehörigen Lautstärkewerte in das Stimmfeldformular eingetragen werden (s. Abb. 5).

Zu den Durchschnittswerten der Tabelle 1 ist anzumerken, daß sie bezüglich des Tonhöhenumfanges im Vergleich zu der Literatur etwa in der Mitte liegen: sie sind deutlich höher als die von Frank u. Sparber (1970) gemessenen Werte, jedoch niedriger als die Daten von Coleman et al. (1977) oder der Arbeitsgruppe um Hollien (Hollien et al. 1971; Colton u. Hollien 1972). Ursache dafür sind sehr wahrscheinlich unterschiedliche Bewertungskriterien und Probandenkollektive: letztgenannte Autoren gingen nur von „mühelos" gesungenen Tönen aus, bestimmten also offenbar nur den musikalischen Stimmumfang. Coleman et al. nahmen auch Chorsänger in ihre Probandenkollektive mit auf, und die Arbeitsgruppe um Hollien spricht nur von „größtmöglichem" Tonhöhenumfang, ging also offensichtlich bis an die äußersten stimmlichen Leistungsgrenzen ohne das „2-Sekunden-Kriterium".

Der Nutzen eines Normstimmfeldes für die Beurteilung einer individuellen Stimmleistung läßt sich unschwer aus nachfolgenden klinischen Beispielen ersehen (s. Kap. 6.3). Selbstverständlich kann das Normstimmfeld nicht darüber informieren, wo etwa die obere oder die untere Stimmgrenze im Einzelfall liegen sollte. Wohl aber kann es den Untersucher daran erinnern, welchen Tonhöhenumfang er bei einer gesunden Stimme erwarten darf, wie leise und wie laut eine gesunde Stimme werden kann und wie groß die Stimmdynamik im Durchschnitt ist. Bei der täglichen Arbeit in der Praxis hat sich ein solcher Vergleich in zweifacher Hinsicht bewährt: einmal bei der Arbeit mit dem Patienten, dem unmittelbar gezeigt werden kann, ob und inwieweit seine Stimmleistung noch zu wünschen übrig läßt, und zweitens bei gutachterlichen Aussagen gegenüber Versicherungsträgern und Behörden.

6.2 Mittlere Sprechstimmlage und Sprechfeld

Für die Interpretation eines individuellen Stimmfeldes ist es weiterhin wichtig, eine Beziehung zur alltäglichen normalen Stimmanforderung, d. h. zum fortlaufenden Sprechen bei Unterhaltungslautstärke herzustellen; denn eine der diagnostisch wichtigsten Informationen, die das Stimmfeld liefern soll, ist ja die Auskunft darüber, ob die individuelle Stimmleistung überhaupt ausreicht, um der alltäglichen lautsprachlichen Kommunikationsanforderung im beruflichen und privaten Umfeld beschwerdefrei gerecht werden zu können.

Wie man aus grundtonanalytischen Messungen gut weiß (Übersicht bei Schultz-Coulon, 1980), bewegt sich die Sprechtonhöhe beim spontanen Sprechen mit einer Schwankungsbreite von etwa ½-1 Oktave (d. h. 6-12 Ht) um einen mittleren Tonhöhenwert, den man als mittlere Sprechstimmlage bezeichnet (in der Phonetik nennt man diese Tonhöhenmodulation der Sprechstimme den „melodischen Akzent"). Gleichzeitig schwankt auch die Sprechlautstärke um mindestens ±5 dB um einen Intensitätsmittelwert (sog. „dynamischer Akzent"). Mit dieser Wissensgrundlage läßt sich im individuellen Stimmfeld unschwer der Tonhöhen- und Lautstärkebereich umreißen, der für spontanes Sprechen bei Unterhaltungslautstärke mindestens zur Verfügung stehen muß, also das *Sprechfeld* (nicht zu verwechseln mit dem real gemessenen Sprechstimmfeld, s. unten):

man bestimmt mittels auditivem Vergleich mit Instrumentaltönen (oder unter Zuhilfenahme der Tonhöhenanzeige am Stroboskop) die mittlere Sprechstimmlage, indem man den Patienten ruhig und entspannt zählen oder (langsam) erzählen läßt, und trägt den erhaltenen Frequenzwert in das Stimmfeldformular ein. Geht man davon aus, daß die mittlere normale Unterhaltungslautstärke bei etwa 65 dB(A) liegt, dann bildet der Kreuzungspunkt zwischen der Frequenzlinie der mittleren Sprechstimmlage und der 65 dB- Linie einen Mittelpunkt, um den sich Sprechtonhöhe einerseits und andererseits die Sprechlautstärke annähernd gleichmäßig bewegen. Schlägt man also um diesen Kreuzungspunkt einen Kreis mit einem Radius, dem auf der Ordinate ein Abstand von 5 dB Schalldruckpegel entspricht (oder auch ein Rechteck mit ±5 dB und ±3 Halbtonschritten als Seitenlängen), so orientiert das so konstruierte „Sprechfeld" über Lage und Umfang der für eine ruhige Unterhaltung benötigten Tonhöhen- und Lautstärkebereiche (s. Abb. 6ff.).

Da bekannt ist, daß einerseits die mittlere Sprechstimmlage etwa ½ Oktave (3-7 Ht nach Arndt u. Leithäuser 1968 bzw. 4-8 Ht nach Schultz-Coulon 1975) oberhalb der unteren Stimmgrenze liegen soll, andererseits das reale Sprechstimmfeld, d. h. die tatsächliche beim Sprechen benutzten Tonhöhen- und Lautstärkebereiche, deutlich größer ist als vom konstruierten Sprechfeld angedeutet (nämlich ± ½ Oktave bzw. ± 10 dB und mehr - s. auch Kap. 7.2), läßt sich über die Beziehung eines individuell gemessenen Stimmfeldes zu dem nach obiger Methode konstruierten (theoretischen) Sprechfeld folgendes feststellen: das theoretische Sprechfeld sollte so weit innerhalb des Stimmfeldes liegen, daß entlang der Frequenzachse nach oben und unten wenigstens noch ein Frequenzspielraum von je 2-3 Halbtönen, entlang der dB-Achse nach beiden Seiten eine

Lautstärkereserve von mindestens je 5 dB zur Verfügung stehen. Auf die diagnostischen Schlußfolgerungen, die bei etwaigen Mißverhältnissen zwischen Sprech- und Stimmfeld zu ziehen sind, wird im nächsten Kap. näher eingegangen.

6.3 Klinische Beispiele

6.3.1 Verlust des Pianos

Patient: Söhnke, A., Alter 10 Jahre (Abb. 6)

Dieser 10jährige Schüler der dritten Grundschulklasse fiel seit Jahren durch eine erhebliche Heiserkeit auf, insbesondere durch seine Unfähigkeit, leise sprechen oder singen zu können. Darüber hinaus war der Junge gesund.

Lupenlaryngoskopie: Kolbenförmig verdickte, injizierte Stimmlippen bei normaler Beweglichkeit der Aryknorpel.

Mikrostroboskopie: Stark verkleinerte Schwingungsamplituden, aufgehobene Randkantenverschiebungen und unvollständiger Glottisschluß i. S. einer Sanduhrglottis.

Stimmfunktionsprüfung: Stimmklang deutlich heiser, Sprechstimme sehr laut mit sehr harten Stimmeinsätzen. Tonhaltevermögen mit 6 s deutlich verkürzt.

Stimmfeld: Tonhöhenumfang der Stimme mit 1½ Oktaven noch im Normbereich der Altersgruppe. Ausgesprochener Verlust des Pianos. Ein Vergleich

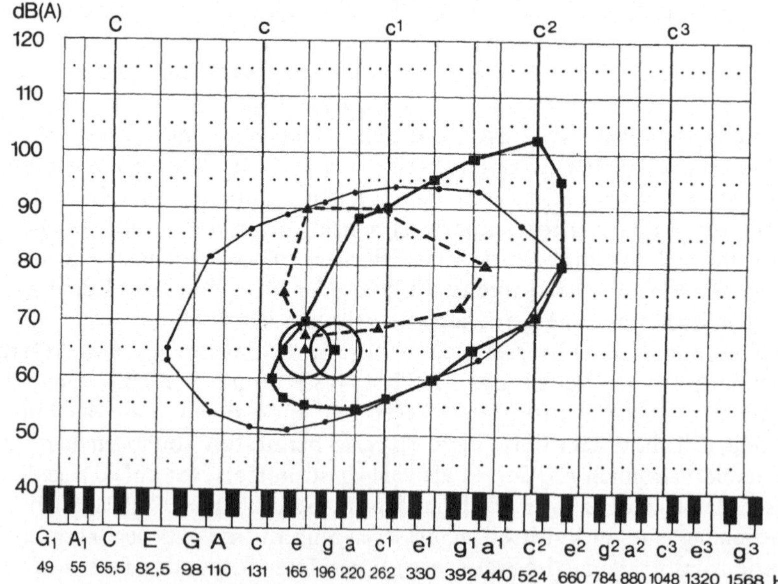

Abb. 6. Patient: Söhnke A., Alter 10 Jahre. Puerile Dysphonie mit ausgeprägtem „Verlust des Pianos" (▲ = prätherapeutisches Stimmfeld bzw. Sprechfeld; ■ = posttherapeutisches Stimmfeld bzw. Sprechfeld; der Kreis markiert das konstruierte Sprechfeld)

mit der Lage des konstruierten Sprechfeldes zeigt, daß dem Jungen stimmhaftes Sprechen nicht in normaler Unterhaltungslautstärke möglich ist, sondern er vielmehr ständig mit überhöhter Stimmlautstärke sprechen muß. Bei jedem Versuch, leiser zu sprechen, wird die Stimme aphon, d. h. zur Flüsterstimme. Die verdickten Stimmlippen haben offenbar eine hohe Steifigkeit, so daß ein hoher subglottischer Druck benötigt wird, um sie zum Schwingen anzuregen. Dagegen ist die Steigerungsfähigkeit zu größeren Lautstärken hin normal.

Diagnose. Ausgeprägte hyperfunktionelle („puerile") Dysphonie mit sekundärer Verdickung der Stimmlippen.

Verlauf. Nach 20 stündiger logopädischer Behandlung leichte Verbesserung des Pianobereiches bei sonst nicht wesentlich erweitertem Leistungsumfang. Stimmklang jedoch deutlich klarer und Stimmeinsätze weicher. Nach halbjähriger Therapiepause Wiederholung der logopädischen Übungsbehandlung. Anschließend -1½ Jahre später, d. h. im Alter von 11½ Jahren – deutliche Erweiterung des Tonhöhenumfanges, insbesondere durch Anhebung der oberen Stimmgrenze, sowie Erwerb einer normalen Stimmdynamik (s. Abb. 6). Anhebung der mittleren Sprechstimmlage um 3 Ht durch Rückgang der sekundär-hyperplastischen Stimmlippenveränderungen, so daß jetzt das Sprechfeld ausreichend innerhalb des Stimmfeldes liegt. Lupenlaryngoskopisch und stroboskopisch jetzt nahezu reizlose und normal konfigurierte Stimmlippen mit deutlich erkennbaren Randkantenverschiebungen und seitengleichem Schwingungsablauf. Stimmklang klar, Stimmeinsätze unauffällig.

Patientin: Dorothea S., Alter 32 Jahre (Abb. 7)

Eine 32 jährige Lehrerin mit einer seit 2 Jahren immer stärker werdenden Belastungsschwäche der Stimme während des Unterrichtes. Die Belastungsschwäche drückt sich in zunehmender Heiserkeit aus, die sich gelegentlich bis zum Stimmversagen während des Unterrichtes steigern kann. Häufig Kloßgefühl in der Kehlkopfgegend, sowie Räusperzwang.

Lupenlaryngoskopie: Leicht injizierte Stimmlippen mit angedeuteten Stimmlippenknötchen an typischer Stelle, d. h. zwischen ventralem und mittlerem Stimmlippendrittel, Aryknorpel seitengleich beweglich.

Mikrostroboskopie: Mangelhafter phonatorischer Glottisschluß i. S. einer sog. Sanduhrglottis. Schwingungsamplituden deutlich verkürzt bei ebenfalls eingeschränkter Randkantenverschiebung.

Stimmfunktionsprüfung: Stimmklang deutlich überhaucht, Sprechstimme gepreßt, hyperdynamisch und sehr laut. Tonhaltevermögen mit weit über 15 s im Normbereich. Stimmeinsätze präzise bis hart.

Stimmfeld: Der Tonhöhenumfang liegt im Normbereich. Die Stimmdynamik im Bruststimmbereich ist eher größer als normal. Im Mittelstimm- und Kopfstimmbereich allerdings deutliche Einschränkung des Pianobereiches, oder anders ausgedrückt: die hohen Stimmklänge benötigen einen deutlich stärkeren initialen Kraftaufwand als bei gesunder Glottisfunktion. Das Sprech-

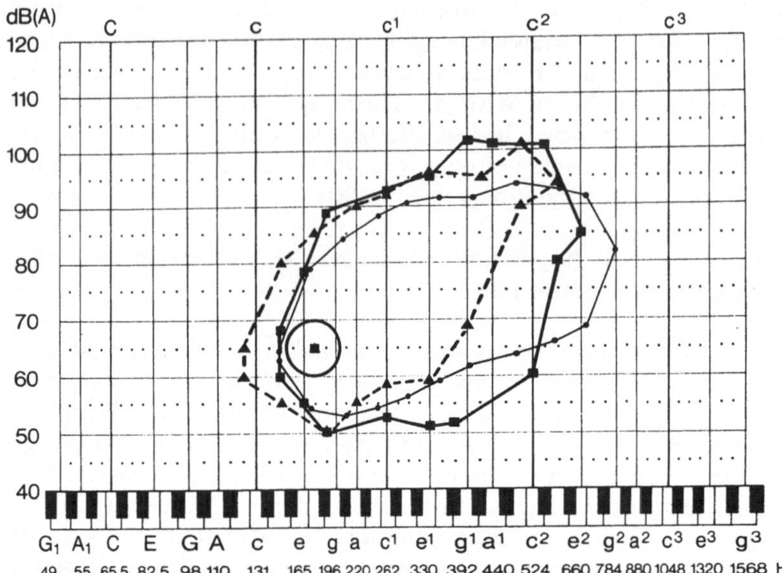

Abb. 7. Patientin: Dorothea S. (Lehrerin), Alter 32 Jahre; hyperfunktionelle Dysphonie mit „Verlust des Pianos" (▲ = prätherapeutisches Stimmfeld bzw. Sprechfeld; ■ = posttherapeutisches Stimmfeld bzw. Sprechfeld; der Kreis markiert das konstruierte Sprechfeld)

feld erreicht nirgendwo die Grenzen des Stimmfeldes, d. h. für eine ausreichend modulierte Sprechstimme ist genügend „Stimmfeldreserve" vorhanden.

Diagnose. Hyperfunktionelle Dysphonie (Berufsdysphonie)

Verlauf. Nach 20 stündiger logopädischer Behandlung deutliche subjektive und objektive Stimmleistungsverbesserung bei unverändert überhauchtem Stimmklang. Die Stimmfeldmessung zeigt deutlich den wiedergewonnenen Pianobereich im Mittel- und Kopfregister. Die übrigen Stimmfeldgrenzen sind mit der prätherapeutischen Messung vergleichbar, mit Ausnahme der Verschiebung des gesamten Stimmfeldes um 3 Ht nach oben (bei konstanter mittlerer Sprechstimmlage).

6.3.2 Verlust des Forte

Patient: Armin F., Alter 26 Jahre (Abb. 8)

26 jähriger Beamter mit seit Monaten bestehender Belastungsschwäche und Heiserkeit der Stimme nach einer akuten Laryngitis. Zunahme der Stimmbeschwerden bei längerem Sprechen und vor allem beim Telefonieren.
Lupenlaryngoskopie: Reizlose Stimmlippenschleimhaut bei normaler Beweglichkeit der Aryknorpel.

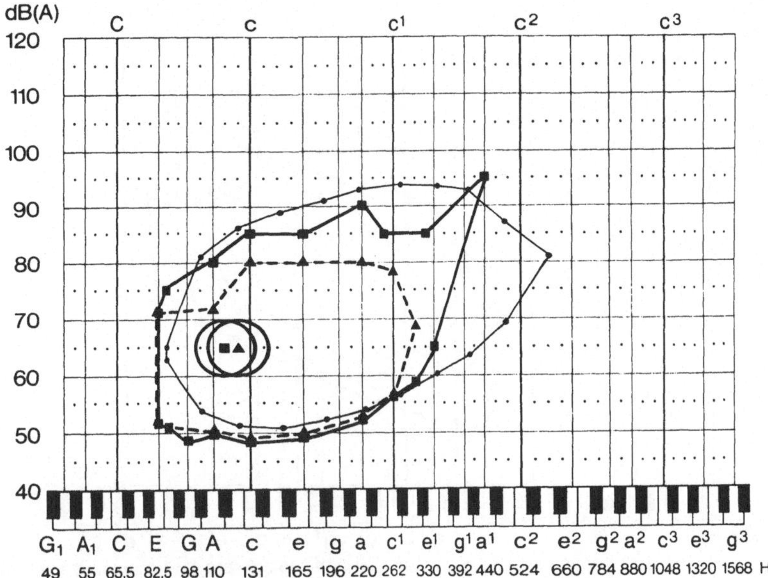

Abb. 8. Patient: Armin F., Alter 26 Jahre. Hypofunktionelle Dysphonie mit „Verlust des Fortes" sowie erheblicher Senkung der oberen Stimmgrenze (▲ = prätherapeutisches Stimmfeld bzw. Sprechfeld; ■ = posttherapeutisches Stimmfeld bzw. Sprechfeld; der Kreis markiert das konstruierte Sprechfeld)

Mikrostroboskopie: unvollständiger phonatorischer Glottisschluß im Sinne einer Transversusschwäche (dorsales Dreieck). Schwingungsamplituden deutlich verlängert mit vergröberten Randkantenverschiebungen. Schwingungsablauf seitengleich symmetrisch.

Stimmfeldmessung: Erhebliche Einschränkung der Stimmdynamik zu Lasten der Steigerungsfähigkeit („Verlust des Forte"). Auch der Tonhöhenumfang ist durch erhebliche Senkung der oberen Stimmgrenze verkleinert. Das konstruierte Sprechfeld liegt nahe an der Fortekurve und zeigt damit, daß der Patient bereits bei leichter Anhebung seiner Sprechlautstärke die Leistungsgrenze seiner Stimme erreicht.

Diagnose. Hypofunktionelle (überwiegend psychogene) Dysphonie.

Verlauf. Nach 25stündiger Stimmübungsbehandlung deutliche subjektive und objektive Verbesserung der Stimmleistung. Die Kontrollmessung zeigt eine Erweiterung des Stimmfeldes durch Wiedergewinnen des Forte-Bereiches und Anhebung der oberen Stimmgrenze um eine halbe Oktave. Der stroboskopische Befund läßt allerdings nach wie vor einen leichten phonatorischen Restspalt im dorsalen Glottisdrittel erkennen.

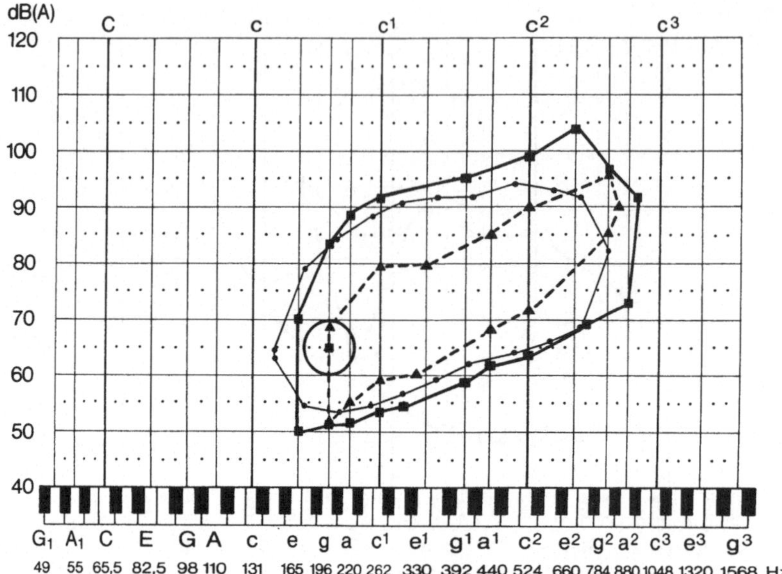

Abb. 9. Patientin: Gisela V., Alter 46 Jahre. Rekurrensparese rechts mit Verlust von Piano und Forte ohne Einschränkung des Stimmumfanges (▲ = prätherapeutisches Stimmfeld bzw. Sprechfeld; ■ = posttherapeutisches Stimmfeld bzw. Sprechfeld; der Kreis markiert das konstruierte Sprechfeld)

6.3.3 Verlust von Piano und Forte bei normalem Tonhöhenumfang

Patientin: Gisela V., Alter 46 Jahre (Abb. 9)

46jährige Patientin mit einer seit 5 Wochen bestehenden Heiserkeit. Die Heiserkeit hatte plötzlich im Rahmen einer Erkältungskrankheit begonnen, sich anschließend zwar etwas gebessert, jedoch nicht vollständig zurückgebildet.

Lupenlaryngoskopie: Stimmlippenstillstand rechts bei sonst reizlosen Kehlkopfverhältnissen.

Mikrostroboskopie: Regelrechte Schwingungsbewegungen der gesunden linken Stimmlippe. Auf der rechten Seite sehr kleine Schwingungsamplituden und kaum Randkantenverschiebungen. Deutlicher Restspalt über die ganze Glottislänge.

Stimmfunktionsprüfung: Stimmklang heiser mit krächzenden Vokaleinsätzen. Sprechstimme relativ monoton. Stimmeinsätze verhaucht. Das Tonhaltevermögen ist mit 12 s verkürzt.

Stimmfeld: Normaler Tonhöhenumfang bei starker Einschränkung der Dynamik, wobei sowohl das Piano wie auch das Forte verlorengegangen sind. Die infolge der Glottisinsuffizienz erforderliche hohe initiale Luftströmung zur Erzeugung einer Stimmlippenvibration bewirkt relativ große Initialpegel (Verlust des Pianos); andererseits verhindert der herabgesetzte Glottiswiderstand eine ausreichende Steigerungsfähigkeit der Stimme (Verlust des Forte). Der Tonhöhenum-

fang ist wenig geändert, da die übrigen tonhöhenregulierenden Mechanismen
(M. cricothyreoideus und extralaryngeale Muskulatur) normal funktionieren.

Diagnose. Sog. idiopathische Rekurrensparese mit entsprechender Leistungseinschränkung der Stimme.

Verlauf. Vier Wochen später lupenlaryngoskopisch normale Beweglichkeit der
rechten Stimmlippe sowie Normalisierung des Stimmfeldes.

6.3.4 Verlust des Brustregisters

Patient: Volker G., Alter 21 Jahre (Abb. 10)

21 jähriger, gesunder Mann, der im Rahmen seines Zivildienstes von seiner
Umgebung darauf aufmerksam gemacht wurde, daß er mit auffallend hoher
Stimme spreche. Ihm selbst war an seiner Stimme noch keine störende Beson-
derheit aufgefallen. Er wußte allerdings von einem älteren Bruder, der vor Jahren ebenfalls wegen einer zu hohen Stimmlage logopädisch behandelt wurde.
   Lupenlaryngoskopie: Leicht injizierte, sonst jedoch unauffällige Stimmlippen. Stimmlippenlänge altersgemäß entwickelt.
   Stroboskopie: Deutliche Schlußinsuffizienz i. S. eines engen Restspaltes
über die gesamte Glottislänge. Bei Phonation wirken die Stimmlippen stark ge-

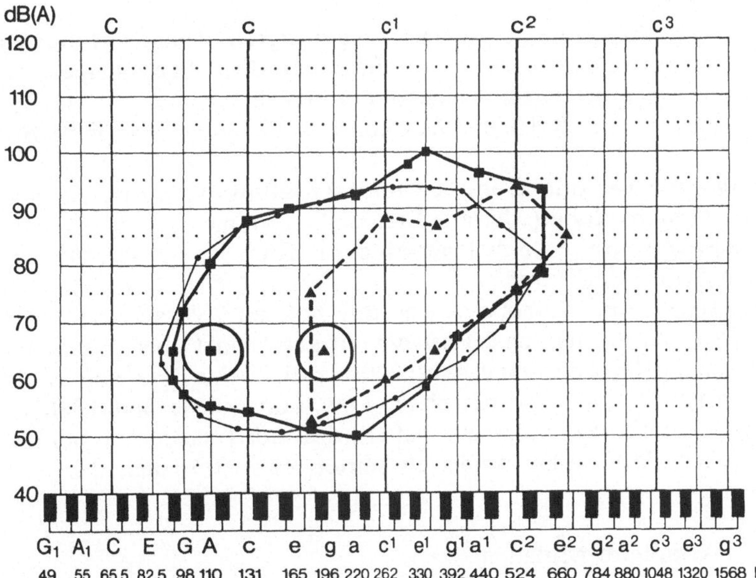

Abb. 10. Patient: Volker G., Alter 21 Jahre. Mutationsfistelstimme mit typischem „Verlust des
Brustregisters" (▲ = prätherapeutisches Stimmfeld bzw. Sprechfeld; ■ = posttherapeutisches Stimmfeld bzw. Sprechfeld; der Kreis markiert das konstruierte Sprechfeld)

spannt, zeigen kaum Schwingungsamplituden und eine eingeschränkte Randkantenverschiebung.

Stimmfunktionsprüfung: Stimmklang eine Spur überhaucht, Sprechstimme
dünn, nicht tragfähig, relativ monoton und leise. Tonhaltevermögen mit 12 s
verkürzt.

Stimmfeld: Deutlich eingeschränkter Tonhöhenumfang durch Verlust der
Bruststimme. Die untere Stimmgrenze liegt nur einen Ht unterhalb der mittleren Sprechstimmlage, die für das Alter um mindestens ½ Oktave zu hoch liegt.
Auch die Stimmdynamik ist vor allem zu Lasten der Steigerungsfähigkeit (Verlust des Forte) eingeengt. Die Lage des konstruierten Sprechfeldes zeigt, daß
die Tonhöhenmodulation beim Sprechen, d. h. der melodische Akzent i. S. einer Monotonie eingeengt sein muß. Bei Anwendung des Bresgenschen Hand-
griffes (Druck auf den Schildknorpel zur Verkürzung der Stimmlippen) sponta-
ne Senkung der mittleren Sprechstimmlage um 9 Ht. Damit ist die pathogno-
monische Überfunktion des M. cricothyreoideus nachgewiesen.

Diagnose. Mutationsfistelstimme

Verlauf. Nach 15 stündiger logopädischer Behandlung stabile Senkung der
mittleren Sprechstimmlage um 9 Ht und deutliche Erweiterung des Stimmfeldes durch Wiedergewinnen des Brustregisters und deutlicher Verbesserung der
Steigerungsfähigkeit. Die obere Stimmgrenze bleibt unverändert.

Patient: Harald E., Alter 31 Jahre (Abb. 11)

31 jähriger Diplompsychologe mit einer ausgeprägten Stimmbelastungsschwä-
che bei bekannter, relativ hoher Sprechstimmlage. Der Patient stellte sich mit
dem Wunsche vor, eine tiefere Stimme zu erwerben.

Lupenlaryngoskopie: Reizlose, relativ kurze, seitengleich bewegliche Stimmlippen.

Mikrostroboskopie: phonatorische Glottisschlußinsuffizienz im Sinne einer
sog. Transversusschwäche („dorsales Dreieck"). Stimme deutlich heiser, matt,
gepreßt und relativ monoton und monodynam. Tonhaltevermögen mit 16 s an
der unteren Grenze der Norm.

Stimmfeldmessung: Tonhöhenumfang mit nahezu 2 Oktaven im Normbereich; Stimmdynamik jedoch hochgradig eingeschränkt über den gesamten
Tonhöhenumfang. Sprechstimmlage bei 220 Hz, d. h. eine Oktave oberhalb der
normalen männlichen Sprechstimmlage. Das konstruierte Sprechfeld über-
schneidet die Fortekurve und zeigt damit an, daß der Patient schon bei normaler Unterhaltungslautstärke ständig an seiner oberen Stimmleistungsgrenze
sprechen muß.

Diagnose. Inkomplette Mutation

Verlauf. Nach 10 stündiger logopädischer Behandlung gab der Patient die Behandlung auf, da er sie als nicht mehr erforderlich erachtete. Eine Stimmfeld-

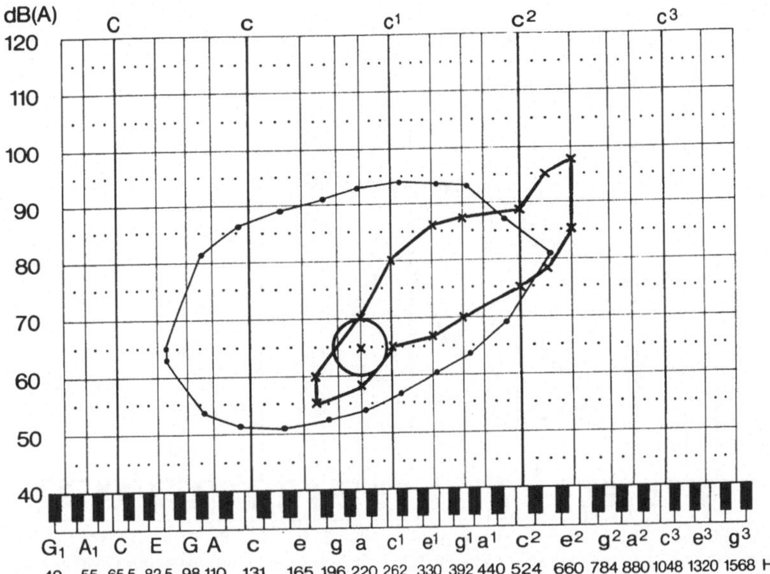

Abb. 11. Patient: Harald E., Alter 31 Jahre. Inkomplette Mutation mit „Verlust des Brustregisters" sowie Verlust von Piano und Forte (▲ = prätherapeutisches Stimmfeld bzw. Sprechfeld; ■ = posttherapeutisches Stimmfeld bzw. Sprechfeld; der Kreis markiert das konstruierte Sprechfeld)

kontrolle wurde abgelehnt, da sich die Stimmleistung subjektiv nicht gebessert hatte. Ebenfalls lehnte er eine stimmsenkende Kehlkopfoperation ab.

6.3.5 Verlust des Kopfregisters

Patient: Günter L., Alter 47 Jahre (Abb. 12)

Postoperative Heiserkeit nach Mediastinoskopie und Pneumektomie wegen eines Bronchialkarzinoms. Vor 7 Jahren subtotale Strumaresektion, seitdem Unvermögen, hohe Töne zu singen.

Lupenlaryngoskopie: Stillstand der linken Stimmlippe in Intermediärstellung.

Mikrostroboskopie: Schlaffe, vertikale Durchschlagsbewegungen der gelähmten linken Stimmlippe bei kleinamplitudigen, sonst jedoch regelrechten Schwingungsbewegungen der Gegenseite.

Stimmfunktionsprüfung: Stimme nahezu aphon mit hochgradiger Einschränkung des Tonhaltevermögens auf 3 s. Durch den enormen Luftverbrauch beim Sprechen häufige Unterbrechung längerer Sätze durch Inspirationsbewegungen.

Stimmfeldmessung: Fast vollständige Aufhebung von Stimmumfang und Stimmdynamik. Mittlere Sprechstimmlage um 150 Hz.

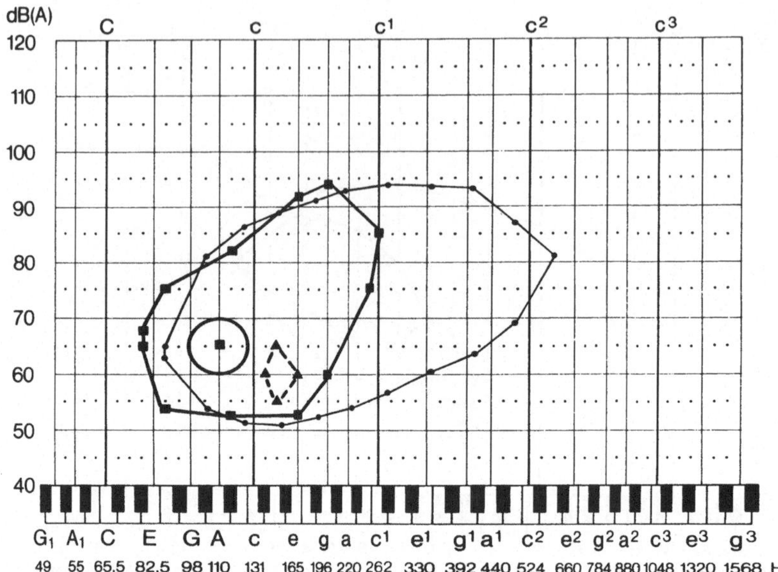

Abb. 12. Patient: Günther L., Alter 47 Jahre. Postoperative Rekurrensparese links bei vorbestehender, wahrscheinlich beiderseitiger Parese des N. laryngeus cranialis. „Verlust des Kopfregisters" (▲ = prätherapeutisches Stimmfeld bzw. Sprechfeld; ■ = posttherapeutisches Stimmfeld bzw. Sprechfeld; der Kreis markiert das konstruierte Sprechfeld)

Diagnose. Postoperative Rekurrensparese links bei vorbestehender, wahrscheinlich beiderseitiger Parese des N. laryngeus cranialis.

Verlauf. Nach 20 stündiger logopädischer Therapie deutliche Verbesserung der Stimmleistung. Allerdings noch deutlich verhauchte Stimmeinsätze und leichte Heiserkeit. Mikrostroboskopisch nur noch geringer phonatorischer Restspalt, die linke (gelähmte) Stimmlippe zeigt im Gegensatz zur gesunden rechten stark eingeschränkte Schwingungsamplituden und Randkantenverschiebungen. Das Stimmfeld hat sich sowohl hinsichtlich seines Tonhöhenumfanges (jetzt 1 3/4 Oktaven) als auch im Hinblick auf die Stimmdynamik deutlich erweitert, das Kopfregister fehlt jedoch.

Patient: Karl-Heinz, D., Alter 53 Jahre (Abb. 13)

53 jähriger Patient mit Heiserkeit und Unfähigkeit, in die Höhe zu singen, nach subtotaler Strumaresektion.

Lupenlaryngoskopie: Stimmlippen reizlos und seitengleich beweglich, jedoch auffallend kurz. Beim Versuch, einen hohen Ton zu produzieren, fehlt jede Längenänderung der Stimmlippen.

Mikrostroboskopie: Symmetrische Schwingungsbewegungen mit relativ großen Schwingungsamplituden und ausgeprägten Randkantenverschiebungen.

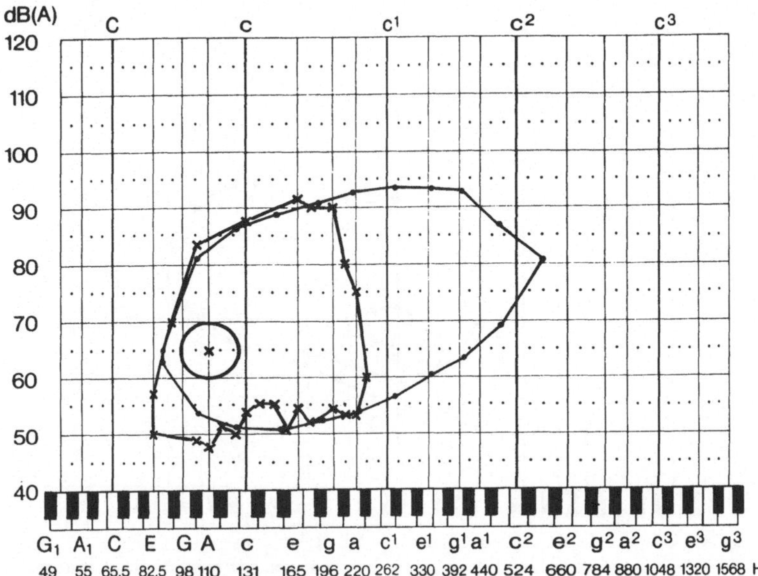

Abb. 13. Patient: Karl-Heinz D., Alter 53 Jahre. „Verlust des Kopfregisters" durch beiderseitigen Ausfall des N. laryngeus cranialis nach subtotaler Strumaresektion (▲ = prätherapeutisches Stimmfeld bzw. Sprechfeld; ■ = posttherapeutisches Stimmfeld bzw. Sprechfeld; der Kreis markiert das konstruierte Sprechfeld)

Vollständiger, phonatorischer Glottisschluß. Keine Längenänderung bei Steigerung der Stimmlippenfrequenz.

Stimmfeldmessung (4 Wochen nach der subtotalen Strumaresektion): Normale Stimmdynamik im Bruststimmregister. Abrupter Abbruch des Stimmfeldes beim Übergang in das Kopfstimmregister „Verlust des Kopfstimmregisters". Wie beim vorangegangenen Fall (s. Abb. 12) ist der Verlust des Kopfstimmregisters nahezu pathognomonisch für den Ausfall des N. laryngeus cranialis und gleichzeitig ein interessanter Beweis dafür, daß innerhalb des Bruststimmregisters auch andere tonhöhenregulierende Mechanismen – in erster Linie die Spannungsregulierung der Stimmlippen durch den M. vocalis - für die Tonhöhenänderung verantwortlich sind.

Diagnose. Beiderseitige Parese des N. laryngeus cranialis (iatrogen).

6.3.6 Globale Einschränkung des Stimmfeldes

Patientin: Monika K.-C., Alter 34 Jahre (Abb. 14)

Eine 34jährige Büroangestellte mit erheblicher beruflicher Stimmbelastung durch Kundengespräche und Telefon klagte seit einer 3 Wochen zuvor durchgemachten Erkältungskrankheit über anhaltende Heiserkeit. Vor der Erkältung sei die Stimme völlig normal gewesen. Jetzt könne sie niemand mehr am Tele-

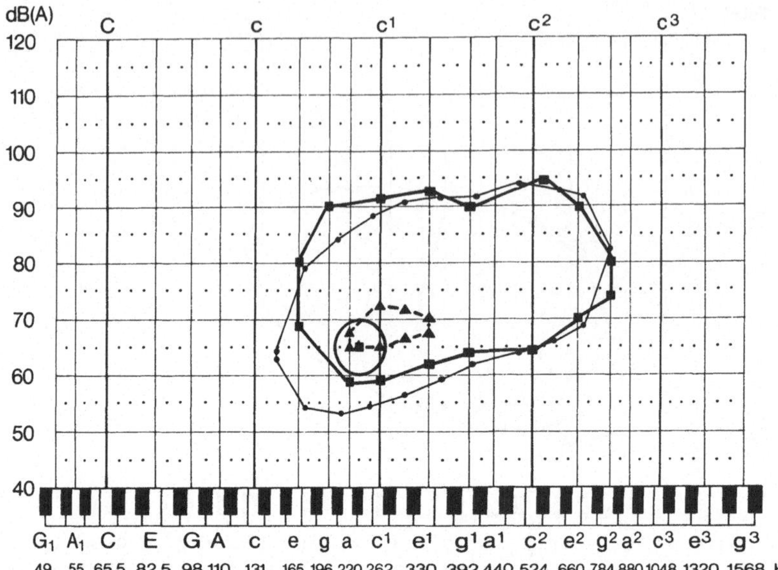

Abb. 14. Patientin: Monika K.-C., Alter 34 Jahre. Schwere, postlaryngitische hypofunktionelle Dysphonie mit Glottisschlußinsuffizienz. Hochgradige globale Einschränkung der Stimmleistung (▲ = prätherapeutisches Stimmfeld bzw. Sprechfeld; ■ = posttherapeutisches Stimmfeld bzw. Sprechfeld; der Kreis markiert das konstruierte Sprechfeld)

fon verstehen, weil ihre Stimme zu leise sei. Auch früher schon habe sie vor allem im Frühjahr und Winter viel Stimmprobleme gehabt; jede Erkältung sei ihr auf die Stimme geschlagen. Die jetzt entstandene Heiserkeit war bereits von einem Hals-Nasen-Ohrenarzt antibiotisch und mit physikalisch-therapeutischen Mitteln behandelt worden, jedoch ohne wesentlichen Besserungseffekt.

Lupenlaryngoskopie: Reizlose Stimmlippenschleimhaut bei seitengleicher Beweglichkeit der Aryknorpel.

Mikrostroboskopie: Glottisschlußinsuffizienz infolge einer Internusschwäche mit deutlich verlängerten Schwingungsamplituden und vergröberten Randkantenverschiebungen bei sonst symmetrischem und phasengleichem Schwingungsablauf.

Stimmfunktionsprüfung: Stimmklang deutlich heiser, matt und ohne Tragfähigkeit, relativ leise und monoton. Tonhaltevermögen mit 12 s verkürzt; mittlere Sprechstimmlage bei 220 Hz (a). Stimmeinsätze deutlich verhaucht und teilweise knarrend.

Stimmfeld: Starke Einschränkung des Tonhöhenumfanges bis auf eine halbe Oktave bei fast aufgehobener Stimmdynamik. Die Stimme hat sowohl ihr Piano als auch das Forte verloren. Offenbar ist durch die Glottisinsuffizienz und die geringe Stimmlippenspannung ein relativ hoher Luftstrom erforderlich, um eine Stimmlippenschwingung zu erzwingen, die im Zeitpunkt ihres Entstehens infolge des relativ starken Luftstromes bereits eine verhältnismäßig große

Amplitude besitzt. Beim Versuch, die Stimmlautstärke zu senken, d. h. den Anblaseluftstrom zurückzunehmen, reißt die Stimmlippenschwingung und damit die Stimmproduktion wieder ab. Andererseits kann bei Steigerung des Luftstromes die Stimmlippenspannung nicht oder zumindest nur minimal vergrößert werden, so daß der relativ geringe Glottiswiderstand dem stärker werdenden Luftstrom buchstäblich nicht standhalten kann und die Stimme bzw. die Stimmlippenschwingung wiederum abreißt. Der Vergleich der mittleren Sprechstimmlage (220 Hz) mit dem theoretisch konstruierten Sprechfeld (s. o.) einerseits und der unteren Stimmgrenze andererseits zeigt, daß das Stimmfeld nicht für eine normale Frequenz- und Intensitätsmodulation der Sprechstimme ausreicht. Die Sprechstimme muß verhältnismäßig monoton klingen. Insgesamt: eine hochgradige globale Leistungseinschränkung.

Diagnose. Postlaryngitische, hypofunktionelle Dysphonie mit Glottisschlußinsuffizienz

Verlauf. Nach 20stündiger logopädischer Übungsbehandlung zeigt die Kontrollmessung, daß sowohl der Pianobereich als auch der Fortebereich wiedergewonnen werden konnte und sich auch der Tonhöhenumfang auf den normalen Umfang von 2 Oktaven erweitert hat. Auch das stroboskopische Bild normalisierte sich: am Ende der Therapie war die beiderseitige Internusschwäche mit dem unvollständigen phonatorischen Glottisschluß verschwunden. Schwingungsamplituden und Randkantenverschiebung hatten sich ebenfalls normalisiert. Die Stimme klang jetzt entsprechend rein, deutlich tragfähiger und normal moduliert. Das Tonhaltevermögen hatte sich verdoppelt (24 s), die mittlere Sprechstimmlage weiterhin bei 220 Hz.

Patientin: Karin S., Alter 42 Jahre (Abb. 15)

Bei dieser 42jährigen kaufmännischen Angestellten trat nach Resektion eines Strumarezidives ein Stimmlippenstillstand rechts auf. Nachdem sie 2 Monate vergeblich auf Besserung der Stimmfunktion gewartet hatte, wurde sie zur Einleitung einer stimmverbessernden Behandlung überwiesen. Hauptbeschwerden waren die mangelhafte Belastbarkeit der Stimme, die schlechte Steigerungsfähigkeit und vor allem das Gefühl der Atemnot bei längerem Sprechen.

Lupenlaryngoskopie: Stillstand der rechten Stimmlippe in Intermediärstellung. Breiter Restspalt bei Phonation.

Stroboskopie: Vertikale Durchschlagsbewegung der gelähmten rechten Stimmlippe bei normaler Schwingungsbewegung der gesunden linken Seite. Glottisschlußinsuffizienz mit in Höhe der Proc. vocales mindestens 2 mm breitem Restspalt.

Stimmfunktionsprüfung: Stimmklang überhaucht, Sprechstimme matt, nicht tragfähig, verhältnismäßig monoton. Tonhaltevermögen mit 9 s deutlich verkürzt. Stimmeinsätze verhaucht. Beim spontanen Erzählen häufig nach Luft schnappend.

Stimmfeld: „Mittelgradige" globale Einschränkung der stimmlichen Leistungsbreite. Tonhöhenumfang 1 Oktave, Stimmdynamik auf 15 dB verringert,

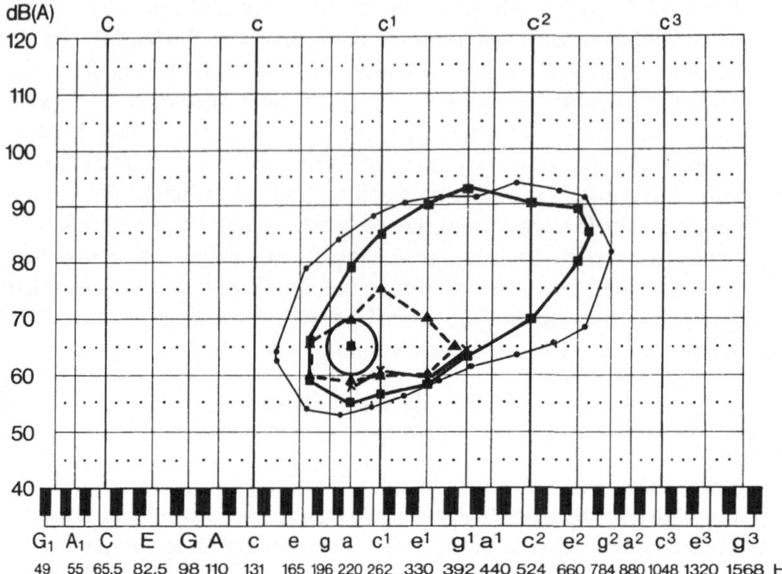

Abb. 15. Patientin: Karin S., Alter 42 Jahre. Schlecht kompensierte, linksseitige Rekurrenslähmung mit „mittelgradiger globaler Einschränkung" der Stimmleistung (▲ = prätherapeutisches Stimmfeld bzw. Sprechfeld; ■ = posttherapeutisches Stimmfeld bzw. Sprechfeld; der Kreis markiert das konstruierte Sprechfeld)

vorwiegend durch Verlust der Steigerungsfähigkeit (Verlust des Forte). Das konstruierte Sprechfeld erreicht die Leistungsgrenze des Stimmfeldes. Während demnach Sprechen bei Unterhaltungslautstärke noch relativ gut möglich ist, wird bei schon leicht erhöhter Sprechlautstärke die stimmliche Leistungsgrenze erreicht bzw. überschritten.

Diagnose. Schlecht kompensierte linksseitige Rekurrenslähmung

Verlauf. Nach 20stündiger logopädischer Übungsbehandlung deutliche Erweiterung der Stimmfeldgrenzen. Insbesondere Verbesserung der Steigerungsfähigkeit und Anhebung der oberen Stimmgrenze. Die mittlere Sprechstimmlage unverändert bei 'a' (= 220 Hz). Bei Abschluß der Therapie Weiterbestehen des Stimmlippenstillstandes links, jedoch jetzt stroboskopisch keine vertikalen Durchschlagsbewegungen mehr, sondern kleine horizontale Schwingungsamplituden mit eingeschränkter, jedoch deutlich erkennbarer Randkantenverschiebung. Normales Schwingungsbild auf der Gegenseite. Vollständiger Glottisschluß bei Phonation. Praktisch reiner Stimmklang.

Patientin: Almut R., Alter 23 Jahre (Abb. 16)

Die 23 jährige Kindergärtnerin klagte seit etwa 2½ Jahren über eine heisere „kratzige" Stimme, Zunahme der Stimmbeschwerden nach relativ kurzer stimmlicher Belastung, Kloßgefühl im Halsbereich und häufigem Räusperzwang.

Lupenlaryngoskopie: Stimmlippen reizlos, seitengleich beweglich.

Mikrostroboskopie: Symmetrischer normaler Schwingungsablauf mit normal weiten Amplituden und unauffälliger Randkantenverschiebung. Leichte Glottisschlußinsuffizienz bei niedrigen Stimmlautstärken i. S. einer Transversusschwäche.

Stimmfunktionsprüfung: Stimmklang leicht überhaucht, unauffällige Sprechdynamik und unauffälliger melodischer Akzent. Tonhaltevermögen mit 7–10 s deutlich verkürzt. Stimmeinsätze unsauber knarrend, z. T. verhaucht. Überwiegend thorakale Phonationsatmung. Verspannter Artikulationsmodus mit häufiger Überstreckung des Halses und Schulterverspannung beim Sprechen.

Stimmfeld: Geringgradige globale Einschränkung der stimmlichen Leistungsbreite, d. h. Einschränkung sowohl des Tonhöhenumfanges als auch der Stimmdynamik durch eine Herabsetzung aller maximalen Leistungsgrenzen: Anhebung der unteren Stimmgrenze, Senkung der oberen Stimmgrenze, Heraufsetzung der minimalen Stimmlautstärke (Verlust des Pianos) bei gleichzeitiger Einschränkung der maximalen Stimmintensität (Verlust des Forte).

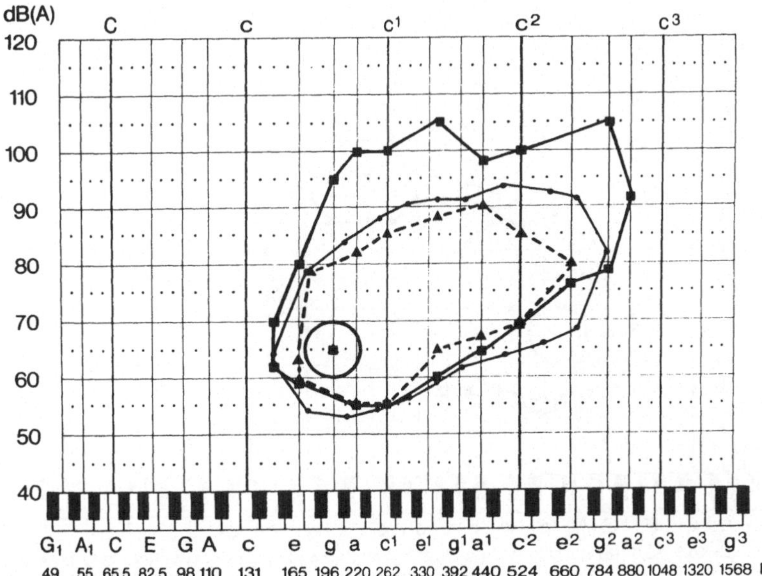

Abb. 16. Patientin: Almut R., Alter 23 Jahre (Kindergärtnerin). Hyperfunktionelle Dysphonie mit „leichter globaler Einschränkung" der Stimmleistung (▲ = prätherapeutisches Stimmfeld bzw. Sprechfeld; ■ = posttherapeutisches Stimmfeld bzw. Sprechfeld; der Kreis markiert das konstruierte Sprechfeld)

Diagnose. Hyperfunktionelle Dysphonie („Berufsdysphonie")

Verlauf. Nach 25 h logopädischer Therapie deutliche Leistungsverbesserung: bei reinem Stimmklang Erweiterung der Stimmleistungsgrenzen nach allen Richtungen, Verdoppelung des Tonhaltevermögens auf 15–20 s. Stroboskopisch nach wie vor geringfügige Transversusschwäche bei niedrigen Stimmlautstärken, subjektiv jedoch beschwerdefrei und im Beruf normal leistungsfähig.

6.3.7 Postoperative Stimmleistungskontrolle

Patient: Hubert N., Alter 76 Jahre (Abb. 17)

76jähriger Patient mit einer subjektiv als sehr unangenehm empfundenen Heiserkeit nach mikrolaryngoskopischer Abtragung einer ausgedehnten Leukoplakie der linken Stimmlippe.

Lupenlaryngoskopie: Rechte Stimmlippe glatt und reizlos, linke Stimmlippe gefäßinjiziert, leicht oval exkaviert, jedoch mit glatter Oberfläche.

Mikrostroboskopie: Stroboskopischer Stillstand links bei normalem Schwingungsablauf der rechten Stimmlippe. Unvollständiger Stimmlippenschluß durch den linksseitigen Substanzdefekt.

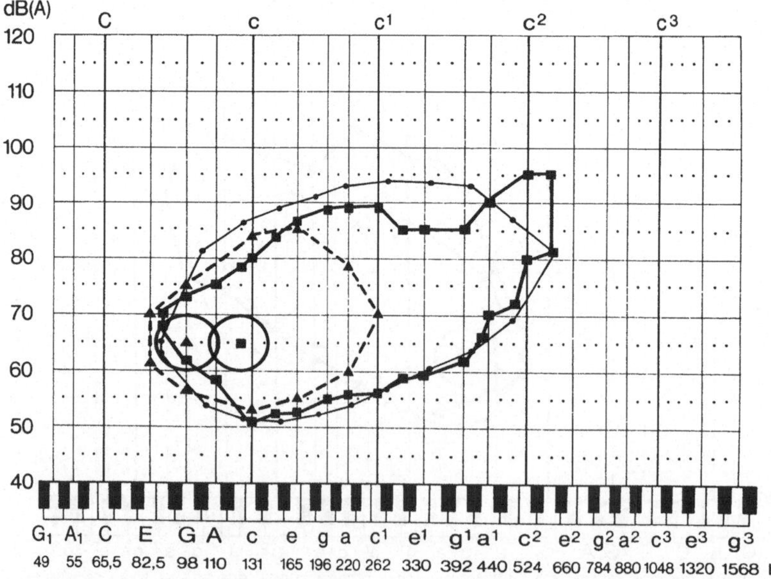

Abb. 17. Patient: Hubert N., Alter 76 Jahre. Postoperative, organische Dysphonie durch leichten Substanzdefekt mit Vernarbung der linken Stimmlippe (▲ = prätherapeutisches Stimmfeld bzw. Sprechfeld; ■ = posttherapeutisches Stimmfeld bzw. Sprechfeld; der Kreis markiert das konstruierte Sprechfeld)

Stimmfunktionsprüfung: Stimmklang deutlich heiser, Sprechstimme matt mit häufigen, knarrenden Vokaleinsätzen, wenig tragfähig. Tonhaltevermögen mit 12–15 s an der unteren Grenze der Norm; beim Tonhalten deutlich hörbare Tonhöhenschwankungen.

Stimmfeld: Erhebliche Einschränkung des Tonhöhenumfanges durch Senkung der oberen Stimmgrenze (Verlust des Mittel- und Kopfregisters), nur im mittleren Bereich des stark eingeschränkten Stimmumfanges wird eine annähernd normale Stimmdynamik erreicht. Die mittlere Sprechstimmlage liegt im Vergleich zu den Stimmfeldgrenzen verhältnismäßig tief (Messung des Stimmfeldes 3 Monate nach mikrolaryngoskopischer Abtragung der Stimmlippenleukoplakie).

Diagnose. Postoperative organische Dysphonie durch leichten Substanzdefekt mit Vernarbung der linken Stimmlippe

Verlauf. Wegen des subjektiven Leidensdruckes bezüglich der Stimmstörung Indikation einer logopädischen Übungsbehandlung trotz des relativ hohen Alters. Bereits nach 10 logopädischen Übungsstunden deutliche Verbesserung der Stimmleistung, die sich in dem erheblich wiedervergrößerten Stimmfeld ausdrückt. Die Sprechstimmlage hat sich ebenfalls um einige Halbtöne nach oben verschoben. Die Heiserkeit der Sprechstimme hatte sich bei Abschluß der Behandlung deutlich gebessert, wenngleich der Stimmklang noch überhaucht war. Stroboskopisch ließ sich wieder eine deutliche, wenn auch verkleinerte Schwingungsbewegung der linken Stimmlippe beobachten, der phonatorische Glottisschluß war wieder vollständig.

Patientin: Angelika K., Alter 22 Jahre (Abb. 18)

22jährige Patientin mit doppelseitiger Stimmlippenlähmung nach totaler Thyreoidektomie. Einweisung zur endoskopischen Glottiserweiterung wegen erheblichen inspiratorischen Ruhestridors.

Lupenlaryngoskopie: Stillstand beider Stimmlippen in Paramedianstellung, sehr enger Glottisrestspalt.

Mikrostroboskopie: Normaler Schwingungsablauf bei Phonation mit gut erkennbaren Randkantenverschiebungen und normal weiten Schwingungsamplituden. Geringfügiger Glottisrestspalt.

Stimmfunktionsprüfung: Stimmklang rein, eingeschränkte Steigerungsfähigkeit, Stimmumfang 1½ Oktaven. Tonhaltevermögen 16 s. Eine Stimmfeldmessung fand präoperativ nicht statt.

Diagnose. Doppelseitige Rekurrenslähmung nach Thyreoidektomie.

Verlauf. Vier Wochen nach endoskopischer Lateralfixation der linken Stimmlippe: dorsales Glottisdrittel ausreichend weit für eine unbeschwerte Atemfunktion. Stimmklang deutlich überhaucht. Laut Stimmfeldmessung eingeschränkte Stimmleistung durch Senkung der oberen Stimmgrenze (Stimm-

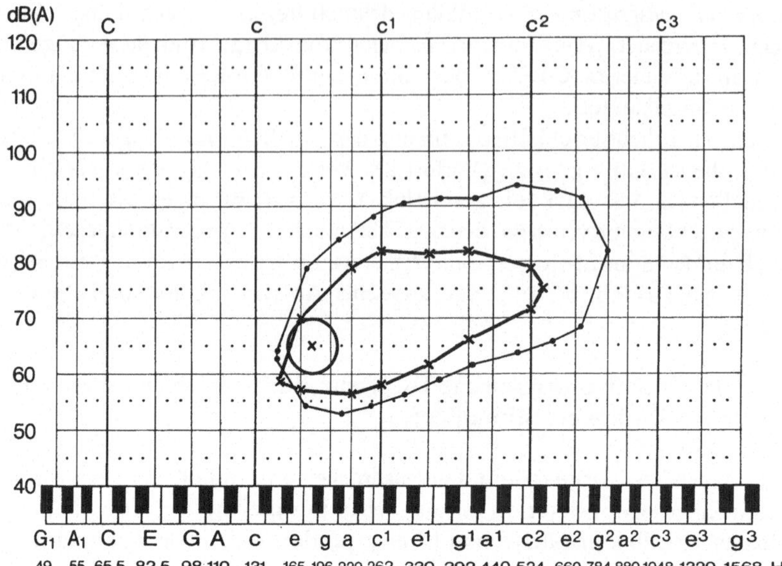

Abb. 18. Patientin: Angelika K., Alter 22 Jahre. Rekurrensparese beiderseits; Zustand nach endoskopischer Glottiserweiterung durch laserchirurgische Arytaenoidektomie und Lateral-fixation der Stimmlippe (der Kreis markiert mittlere Sprechstimmlage und konstruiertes Sprechfeld)

umfang 1 3/4 Oktaven), sowie Einschränkung der Stimmdynamik (Verlust von Piano und Forte). Trotz der eingeschränkten Stimmleistung ist das Operationsergebnis aus atem- und stimmfunktioneller Sicht als sehr gut zu bezeichnen.

6.3.8 Registerbrüche

Patient: Bernhard S., Alter 46 Jahre (Abb. 19)

46 jähriger Mann mit anhaltender Sing-Stimmstörung nach einer ein Jahr zuvor durchgemachten schweren Erkältungskrankheit mit Aphonie der Stimme. Jetzt bestanden noch Schwierigkeiten beim Singen im Kopfstimmbereich.

Mikrostroboskopie: Regelrechte symmetrische Schwingungsbewegungen mit vollständigem phonatorischen Glottisschluß.

Stimmfunktionsprüfung: Stimmklang rein, Sprechstimme mit gutem melodischen und dynamischen Akzent, einwandfreie Artikulation. Tonhaltevermögen mit 29 s weit über der Norm. Phonationsatmung unauffällig.

Stimmfeld: Das Stimmfeld ist überdurchschnittlich groß, zeigt jedoch eine deutliche Einschränkung der Stimmdynamik zwischen Brust- und Kopfregister (Registerbruch). Der Falsettstimmbereich hebt sich vom Kopfregister durch eine sprunghaft eingeschränkte Stimmdynamik ab.

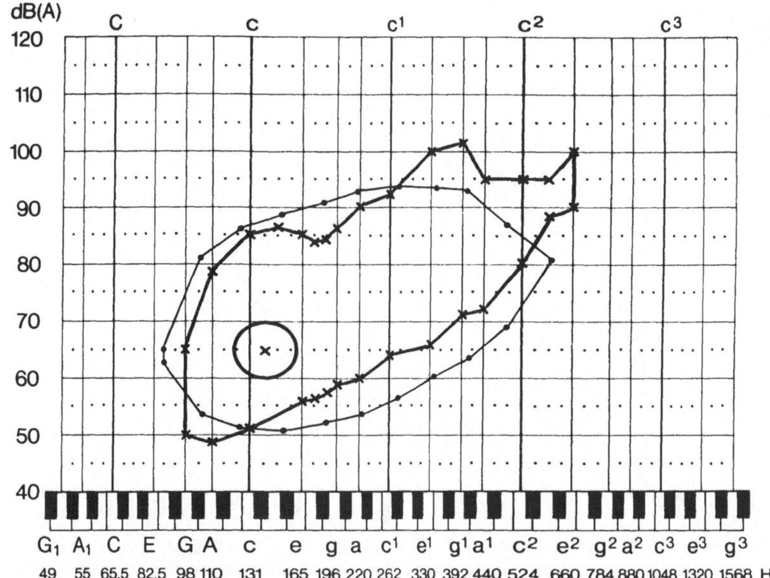

Abb. 19. Patient: Bernhard S., Alter 46 Jahre. Hobbysänger. Postlaryngitische Dysodie (Singstimmstörung), deutliche Dynamikeinengung zwischen Brust- und Kopfregister. Der Falsettbereich hebt sich vom Kopfstimmbereich durch eine sprunghaft geringere Stimmdynamik ab (der Kreis markiert mittlere Sprechstimmlage und konstruiertes Sprechfeld)

Diagnose. Postlaryngitische Dysodie (eine Stimmbehandlung fand bei dem Patienten nicht statt).

Patient: Peter S., Alter 31 Jahre (Abb. 20)

31 jähriger Mann (Logopäde und Hobbysänger) mit 2 jähriger Stimmschulung. Keine eigentlichen Stimmschwierigkeiten, jedoch noch wenig tragfähige Stimme im Kopfregister.

Lupenlaryngoskopisch: Reizloser Kehlkopfbefund mit seitengleich beweglichen Stimmlippen.

Mikrostroboskopie: Regelrechte symmetrische Schwingungsbewegungen mit vollständigem, phonatorischem Glottisschluß.

Stimmfeld: Das physiologische Stimmfeld ist unauffällig und geht sowohl hinsichtlich der Dynamik als auch des Tonhöhenumfanges weit über die Norm hinaus. Der Tonhöhenumfang beträgt fast 3½ Oktaven. Das musikalische Stimmfeld ist deutlich kleiner, zeigt jedoch immerhin noch einen guten Tonhöhenumfang von 2½ Oktaven. Deutlich erkennbar der Dynamikeinbruch zwischen dem relativ umfangreichen Brustregister und dem dynamikschwachen Kopfregister.

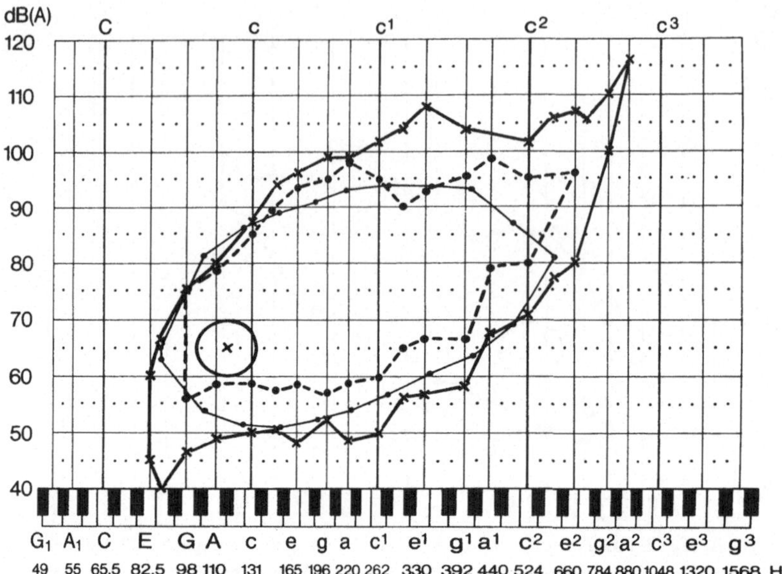

Abb. 20. Patient: Peter S., Alter 31 Jahre. Technisch unausgereifte Baritonstimme mit Einengung der Stimmdynamik zwischen dem relativ breiten Bruststimmbereich und dem Kopfregister. Diese Dynamikeinengung betrifft nur das musikalische Stimmfeld (Punktsymbole), nicht jedoch das physiologische Stimmfeld (Kreuzsymbole) (der Kreis markiert mittlere Sprechstimmlage und konstruiertes Sprechfeld)

Diagnose. Bariton mit noch unausgereifter Stimmtechnik besonders im Bereich des Kopfregisters und des Registerüberganges (Mittelstimmbereich).

7 Ergänzungen zur Stimmfeldmessung

Wie aus den oben angegebenen pathologischen Beispielen ersichtlich, vermittelt das Stimmfeld zwar eine gute Synopsis über die Stimmleistung, nicht aber über die Klangqualität einer Stimme. Insbesondere sind es 2 Klangeigenschaften, die den Arzt und Logopäden im Rahmen von Stimmdiagnostik und Stimmtherapie vorrangig interessieren, nämlich einerseits der Heiserkeitsgrad und zweitens die Tragfähigkeit bzw. Durchschlagskraft einer Stimme. Um brauchbare Informationen hierüber in die Stimmfeldmessung miteinbeziehen und dadurch die diagnostische Ausbeute erhöhen zu können, sind verschiedene Vorschläge gemacht worden:

7.1 Heiserkeitsfeld

7.1.1 Subjektives Heiserkeitsfeld

Drei Beobachtungen sind es im wesentlichen gewesen, die Heinemann u. Gabriel (1982) auf den Gedanken brachten, den Heiserkeitsgrad einer Stimme innerhalb des Stimmfeldes zu notieren:

1) Es gibt oft Patienten mit hyperfunktioneller Dysphonie, die trotz Einschränkung der stimmlichen Belastbarkeit und trotz deutlicher Heiserkeit normale Stimmfelder aufweisen.
2) Bei manchen Patienten findet man nach einer Stimmtherapie trotz deutlich gebesserter Klangqualität und Leistungsfähigkeit der Stimme unveränderte Stimmfelder.
3) Auch das Umgekehrte gibt es, d. h. posttherapeutisch vergrößerte Stimmfelder trotz unveränderter Heiserkeit und Belastungsschwäche.

Das praktische Vorgehen zur Dokumentation des Heiserkeitsgrades erscheint denkbar einfach: man bewertet während der Stimmfeldprüfung die Klangqualität bzw. den Heiserkeitsgrad in 3 Stufen (reiner Stimmklang, gering heiser, stark heiser) und markiert das Ergebnis mit unterschiedlicher Schraffur im Stimmfeld; zusätzlich ist danach auch innerhalb des Stimmfeldes die Klangqualität zu prüfen, um das Feld mit entsprechenden Notierungen füllen zu können - das sog. Heiserkeitsfeld ist entstanden. Man wird dabei feststellen, daß eine Stimme keineswegs in allen ihren Leistungsbereichen heiser zu sein braucht, ja sogar in Abhängigkeit von Tonhöhe und Lautstärke unterschiedliche Heiserkeitsgrade zeigen kann. Heinemann u. Gabriel (1982) haben dies an entsprechenden Fallbeispielen demonstriert (Abb. 21).

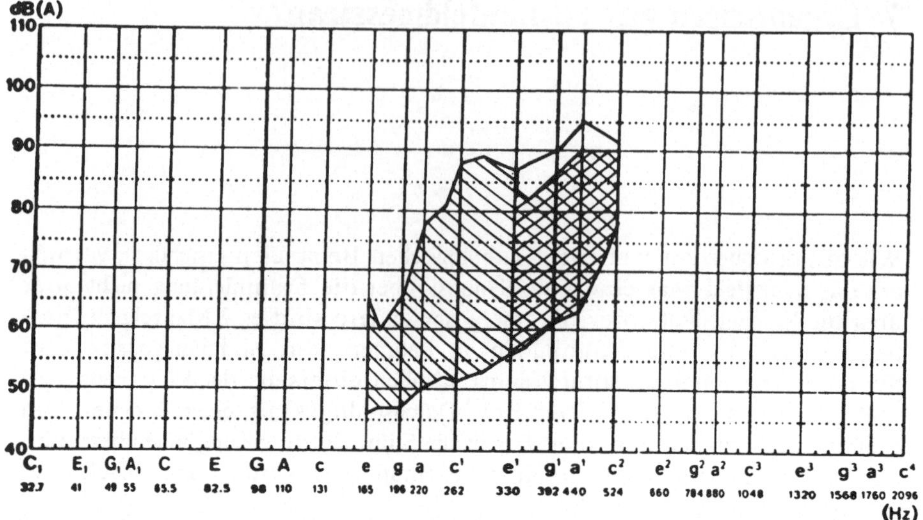

Abb. 21. Heiserkeitsfeld bei Stimmlippenknötchen (30 jährige Lehrerin); *einfache Schraffur*: geringer Heiserkeitsgrad; *Doppelschraffur*: stärkerer Heiserkeitsgrad. (Aus Heinemann u. Gabriel 1982)

Die einzige Schwierigkeit des Verfahrens besteht in der subjektiven Beurteilung des Heiserkeitsgrades bzw. des Überganges vom reinen zum heiseren Stimmklang und umgekehrt. Diesen Übergang (sog. „Klarpunkt der Stimme") lokalisieren verschiedene Untersucher recht unterschiedlich. Desungeachtet ist die Dokumentation des Heiserkeitsgrades in Form des Heiserkeitsfeldes sicher eine wertvolle Zusatzinformation für die tägliche Praxis, und zwar selbst dann, wenn man nur die Extremwerte des Stimmfeldes mit entsprechenden Symbolen für die Heiserkeitsgrade versieht und auf das „Ausfüllen des Feldes" zugunsten einer kürzeren Untersuchungszeit und einer geringeren Stimmbelastung für den Patienten verzichtet.

7.1.2 Objektives Heiserkeitsfeld

Der erste, der den Vorschlag von Heinemmann u. Gabriel (1982) aufgriff und mit objektiven Mitteln zu realisieren versucht hat, war Moser (1985): die Extremwerte des Stimmfeldes versah er mit objektiv bestimmten „Stimmreinheitsindizes" (Abb. 22). Der Stimmreinheitsindex wird computergestützt aus den Amplituden-, Periodenzeit- und Wellenformdifferenzen von jeweils 2 aufeinanderfolgenden Schwingungsperioden des Stimmsignals errechnet. Für die Ermittlung der Wellenformdifferenzen (Periodizitätsschwankungen) verwendet der Autor ein Differenzflächenverfahren, bei dem jede Schwingungsperiode automatisch über die nachfolgende „gelegt" wird, so daß sich die aus den Wellenformdifferenzen ergebenden Flächenunterschiede berechnen lassen (Moser u. Kittel 1977; Moser 1984).

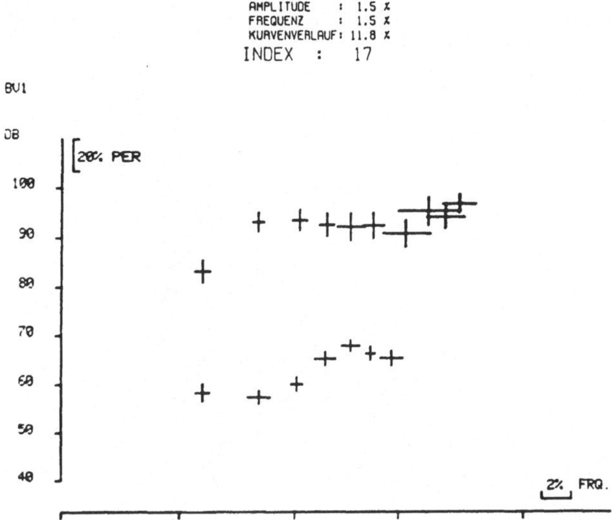

Abb. 22. Stimmfeld mit Stimmreinheitindizes entlang der Piano- und Fortekurve; untrainierte männliche Normalstimme. Die Länge der Kreuzbalken symbolisiert den Reinheitsgrad: je kleiner das Kreuz, desto reiner die Stimme (Aus Moser 1985)

Ebenfalls mit dem Ziel, die Klangqualität des Stimmsignales in das Stimmfeld zu integrieren, füllt Pabon (1988) das Stimmfeld mit 4 gesondert berechneten Parametern:

1) Periodenzeitdifferenz („Jitter"),
2) Amplitudendifferenzen („Shimmer"),
3) sog. Crest-Faktor, d. h. die Niveaudifferenz zwischen einem mittleren Amplitudengipfel und dem RMS-Niveau (root mean square) des Stimmsignals und
4) die Anstiegszeit vom Nulldurchgang bis zum ersten Amplitudengipfel jeder Schwingungsperiode. Pabon erhält unterschiedliche Schattenfelder (Abb. 23), bei denen noch unklar ist, inwieweit der Schwärzungsgrad mit dem subjektiv wahrzunehmenden Heiserkeitsgrad korreliert.

Ein jüngster Vorschlag für ein objektives Heiserkeitsfeld stammt von Reker (1988), der – nicht unähnlich dem Verfahren von Moser – ein Autokorrelationsverfahren verwendet, um die Periodizitätsstörungen des Stimmsignals quantitativ zu erfassen: das Originalsignal wird digitalisiert und dann Punkt für Punkt gegen sich selbst verschoben; bei rein periodischen Signal entspricht der Korrelationskoeffizient dem Wert von 1, bei Rauschen dem Wert von 0. Indem die unterschiedlichen Korrelationskoeffezienten in ein dreidimensionales Stimmfeld an entsprechender Stelle im Stimmfeld ausgedruckt werden, entsteht ein Relief der Stimmqualität bzw. Stimmreinheit (Abb. 24).

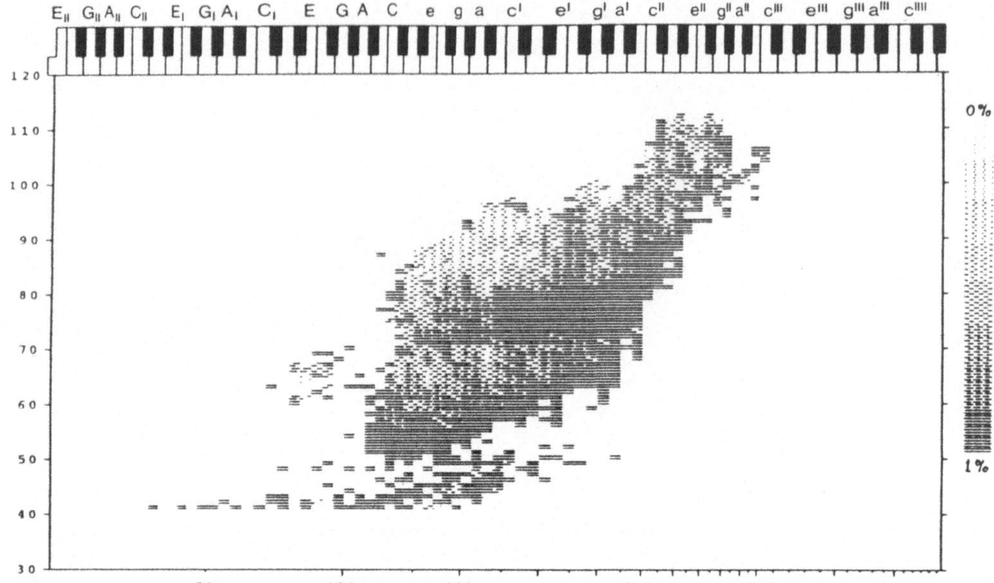

Abb. 23. „Objektives Heiserkeitsfeld" nach Pabon (1988). Der Schwärzungsgrad der Schraffur ist Ausdruck der Periodenzeitdifferenzen („Jitter"): je dunkler die Schraffur, desto heiserer die Stimme

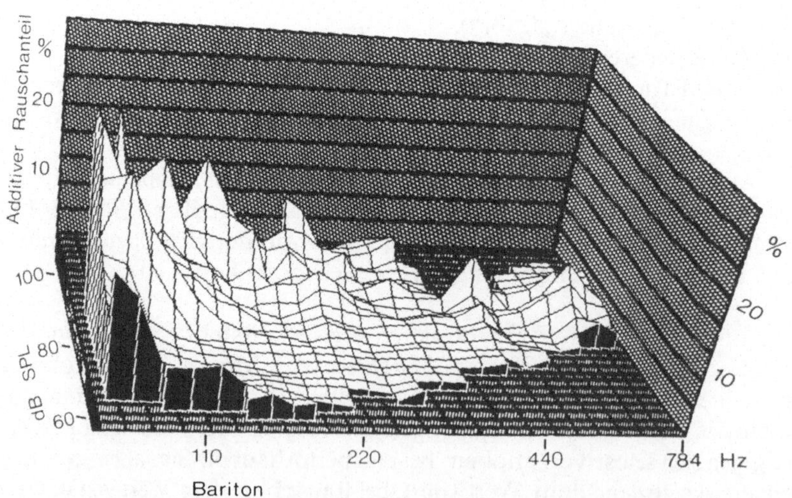

Abb. 24. Dreidimensionale, computergestützte Darstellung des Heiserkeitsgrades (additiver Rauschanteil) im Stimmfeld einer Baritonstimme. (Für die Überlassung dieser Abbildung sei Herrn Priv.-Doz. Dr. U. Reker, Kiel, an dieser Stelle herzlich gedankt)

Wenn auch die objektive Heiserkeitsbewertung trotz aller Fortschritte auf dem Gebiet der Mikroelektronik noch immer recht aufwendig und methodisch noch nicht ausgereift ist, so läßt der gegenwärtige Stand auf diesem Gebiet erwarten, daß sich diese computergestützten Meßverfahren in absehbarer Zeit so weit fortentwickeln, um mit vertretbarem Zeitaufwand auch in der Praxis eingesetzt werden zu können.

7.2 Sprechstimmfeld

Bei der üblichen Stimmfeldmessung werden gesungene Töne bewertet, die mindestens 2 s lang gehalten werden können. Damit ist das Stimmfeld Ausdruck der Leistungsbreite der Singstimme, umfaßt also nicht zwangsläufig auch alle solche Tonhöhen- und Intensitätsbereiche, die von der Sprechstimme benutzt werden. Lautes Rufen und Schreien zum Beispiel, d.h. extreme Stimmintensitäten von sehr kurzer Dauer können durchaus außerhalb des nach obigen Richtlinien (s. Kap. 5) gemessenen Stimmfeldes liegen.

Bei bestimmten Fragestellungen, z. B. bei der Bewertung von Rufstimmstörungen oder Eignungsprüfungen für den Lehrerberuf, können diese speziellen Stimmleistungen durchaus interessieren. Daneben wünscht man sich bei manchen funktionsgestörten Stimmen (insbesondere bei der hyperfunktionellen Dysphonie) eine zusätzliche Information darüber, in welchen Tonhöhen- und Lautstärkebereichen sich die Sprech- und Rufstimme des Probanden real aufhält, denn immerhin gibt es bekanntlich zahlreiche Patienten, die relativ zu ihren stimmlichen Möglichkeiten gewohnheitsmäßig zu hoch und zu laut sprechen.

7.2.1 Sprechprofil

Aus diesen Gründen ist es naheliegend, die Stimmfeldmessung mit Singstimme durch eine Dynamikmessung der Sprechstimme zu ergänzen – eine Idee, der erstmals Seidner nachgegangen ist. Der Autor bestimmt ein sog. „Sprechprofil", indem er die Probanden bei verschiedenen Lautstärken (bis zum lauten Rufen) Zählen bzw. Erzählen läßt und dabei die Schalldruckpegelwerte bestimmt; letztgenannte werden dann an entsprechendem Frequenzort in das Koordinatensystem eingetragen und zu einem „Sprechprofil" durch Linien verbunden (Abb. 25; Seidner 1985).

Seidner fand eine „erstaunlich" geringe interindividuelle Schwankungsbreite der Sprechstimmprofile. Bei Sängern hatten lautes Singen und Rufen nahezu die gleiche Stimmintensität, untrainierte Stimmen erreichten dagegen oft deutlich höhere Schalldruckpegel beim Rufen als beim lauten Singen. Man solle, so Seidner et al. (1988), eine solche Pegeldifferenz zwischen Rufen und Singen bei phoniatrischer Tauglichkeitsprüfung i. S. einer Dynamikreserve der Stimme betrachten, die durch entsprechende Stimmausbildung u. U. genutzt werden könnte.

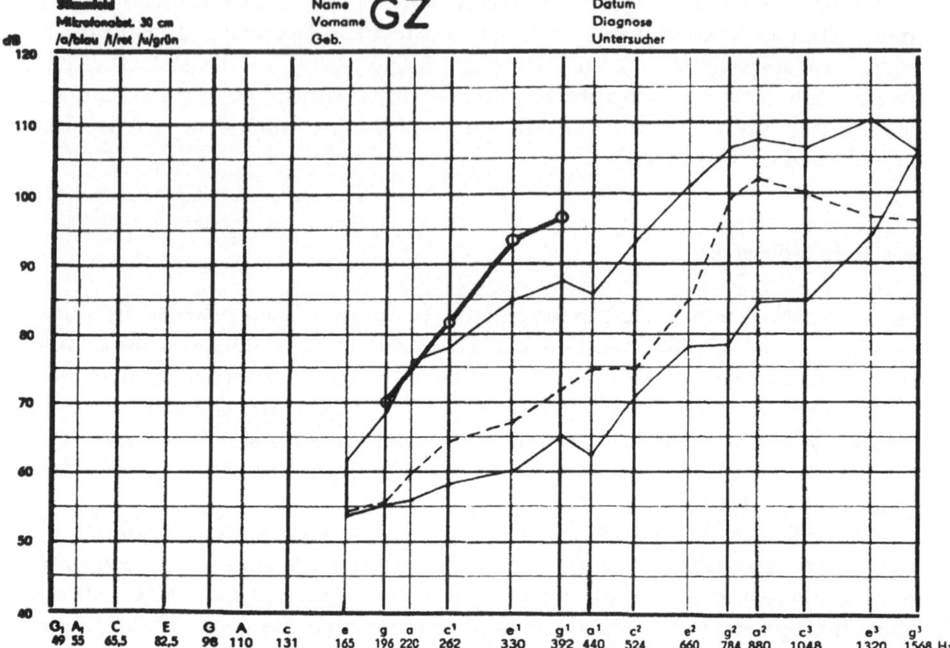

Abb. 25. Spektrales Stimmfeld einer Gesangsstudentin (Sopran) mit Sprechstimmprofil *(dicke Kurve)*; Singvokal /a/. (Aus Seidner 1985)

7.2.2 Objektives Sprechstimmfeld

Die objektive Registrierung des wirklichen Sprechstimmfeldes (nicht zu verwechseln mit dem konstruierten Sprechfeld, s. oben), d. h. der gesamte Tonhöhen- und Lautstärkebereich, der vom individuellen Sprecher bei allen Sprechlautstärken benutzt wird, ist mit dem bereits oben erwähnten Stimmfeldcomputer möglich, wie Hacki demonstriert hat (Hacki 1988): da das Gerät automatisch Stimmtonhöhe und Stimmlautstärke bei fortlaufendem Sprechen messen und in entsprechender XY-Darstellung auf den Bildschirm wiedergeben kann, erscheinen Sprechstimm- und Rufstimmfeld nahezu in Echtzeit (Abb. 26). Praktisch geht Hacki ähnlich vor wie Seidner: er läßt die Probanden mit langgezogenen Vokalen zählen und zwar zunächst mit leiser Stimme, dann in Umgangs-, Vortrags- und Ruflautstärke. Um das auf dem Bildschirm erscheinende Feld von Meßpunkten errechnet das Gerät automatisch die Umhüllende und bildet so das Sprechstimmfeld.

Um es noch einmal zu wiederholen: das *Sprechstimmfeld* enthält alle Frequenz- und Intensitätsbereiche, in denen sich die Sprechstimme bei allen möglichen Sprechlautstärken aufhält; das konstruierte *Sprechfeld* dagegen markiert lediglich die individuelle Lautstärke- und Tonhöhenvariation beim Sprechen in Unterhaltungslautstärke. Selbstverständlich läßt sich mit dem Stimmfeldcom-

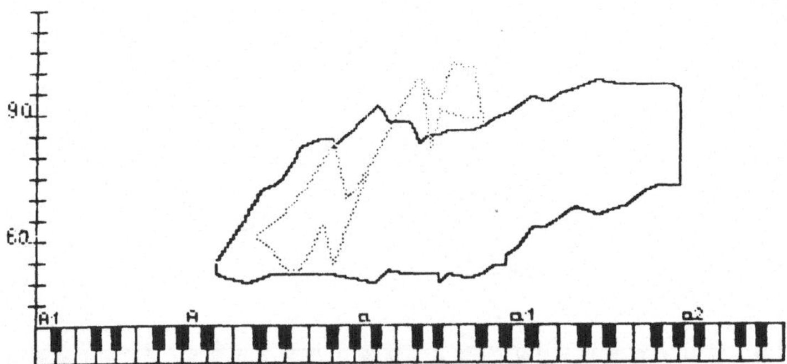

Abb. 26. Sprechstimmfeld und Rufstimmfeld einer 18jährigen Schülerin. (Aus Hacki 1988)

puter auch das Sprechfeld bei Unterhaltungslautstärke leicht messen und evtl. mit dem „konstruierten" Sprechfeld vergleichen.

Nach Hacki (1988) liegt das Sprechstimmfeld im unteren Frequenzdrittel des Stimmumfanges und nähert sich mit seinen Dynamikgrenzen denen des Singstimmfeldes oder erreicht letztgenanntes sogar; vom Sprechstimmfeld sondert sich das Rufstimmfeld zumeist als eigener Tonhöhen- und Dynamikbereich ab, der oft teilweise oder ganz außerhalb des Singstimmfeldes liegt (s. Abb. 26). Diesbezüglich hat also Hacki die gleichen Beobachtungen gemacht wie Seidner (s. oben) und wie dieser interpretiert er diese Pegelfrequenz zwischen Rufen und lautem Singen als „stimmlich-gesangstechnische Reserve".

7.3 Reaktion der Sprechstimme im Lärm

Die Möglichkeit der automatischen Aufzeichnung von Sprechtonhöhe und Lautstärke läßt sich auch zur Messung der stimmlichen Reaktion im Lärm benutzen. Bekanntlich werden bei erhöhtem Umweltlärm Sprechtonhöhe und Sprechlautstärke reflektorisch angehoben, um die lautsprachliche Kommunikationsfähigkeit aufrechtzuerhalten. Diese als Lombard- Reflex bekannte, ursprünglich in der Audiologie als Simulationsprüfung vorgeschlagene stimmliche Reaktion (Weis 1910; Lombard 1911) variiert interindividuell stark und kann sich bei häufiger und überdurchschnittlicher Anhebung von Sprechlautstärke und insbesondere der Sprechtonhöhe stimmschädigend auswirken. Bezeichnenderweise neigen im Gegensatz zu stimmgesunden Normalpersonen und Sängern besonders Patienten mit hyperfunktioneller Dysphonie zu einer übermäßigen Steigerung vor allem der Sprechtonhöhe bei binauraler Vertäubung (Schultz-Coulon u. Fues 1976; Schultz-Coulon 1980), woraus abgeleitet werden darf, daß diese pathogene Stimmreaktion im Lärm (z. B. bei Lehrern im geräuschvollen Klassenraum) ein wesentlicher ätiologischer Faktor der funktionellen Stimmstörung darstellt.

Da man die stimmlichen Reaktionen im Lärm therapeutisch positiv beeinflussen kann (Schultz-Coulon, 1980), lohnt sich die Prüfung des stimmlichen

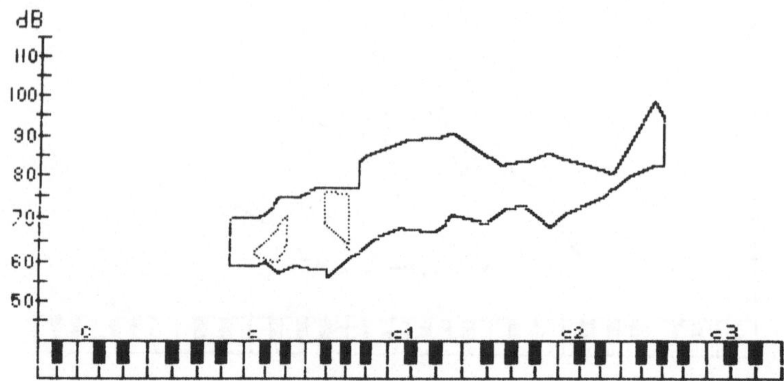

Abb. 27. Verschiebung des Sprechfeldes bei binauraler Vertäubung (100 dB weißes Rauschen): Beim Zählen mit Vertäubung verschiebt sich die Sprechtonhöhe um ca. 5 Ht nach oben. Singstimmfeld und Sprechstimmfelder wurden mit dem Stimmfeldcomputer gemessen (Patientin Veronika Q., Alter 46 Jahre, Lehrerin. Diagnose: hyperfunktionelle Dysphonie)

Verhaltens bei binauraler Vertäubung. Dies ist mit Hilfe des Stimmfeldcomputers einfach: der Patient liest einen Text zunächst ohne Vertäubung in das Mikrofon. Anschließend wird der Text mit beidohriger Vertäubung (100 dB Weißes Rauschen vom handelsüblichen Audiometer) wiederholt. Der Stimmfeldcomputer stellt dann beide Sprechfehler nebeneinander im Stimmfeld dar. Hat sich die Sprechtonhöhe um deutlich mehr als 3 Ht nach oben hin verschoben, darf dies als Ausdruck einer pathogenen Stimmreaktion gewertet werden.

Abbildung 27 zeigt beispielsweise eine Lehrerin mit einer solchen pathogenen Stimmreaktion: der Mittelpunkt des Sprechfeldes beim Lesen mit Vertäubung liegt ca. 5 Ht höher (und etwa 5 dB lauter) als das Sprechfeld bei vertäubungsfreiem Lesen.

7.4 Spektrales Stimmfeld

Neben dem Heiserkeits- oder Reinheitsgrad einer Stimme kennt man als wesentliche variable Klangeigenschaft ihre „Tragfähigkeit". Tragfähigkeit gilt als Gütekriterium und bezeichnet das Durchdringvermögen oder die Durchschlagskraft einer Stimme, d.h. ihre Hörbarkeit in störenden Umweltgeräuschen bei gegebener Stimmlautstärke. Gleichzeitig beinhaltet dieser Begriff auch einen gewissen Qualitätshinweis auf das Stimmtimbre („Helle", „Glanz", „Präsenz", „Brillianz", „Metall" und anderes mehr). Ökonomisch gesehen bestimmt die Tragfähigkeit die stimmliche Effizienz: je tragfähiger eine Stimme, desto geringer der für eine akustische Informationsübermittlung erforderliche Energieaufwand. Dementsprechend gehört es zu den wichtigen Zielen jeder Stimmausbildung und Stimmtherapie, die Tragfähigkeit einer Sing- und/oder Sprechstimme zu verbessern.

Als physikalisch-akustischen Ausdruck des tragfähigen Stimmklanges betrachtet man heute allgemein eine harmonische Energieanreicherung im 3-kHz-

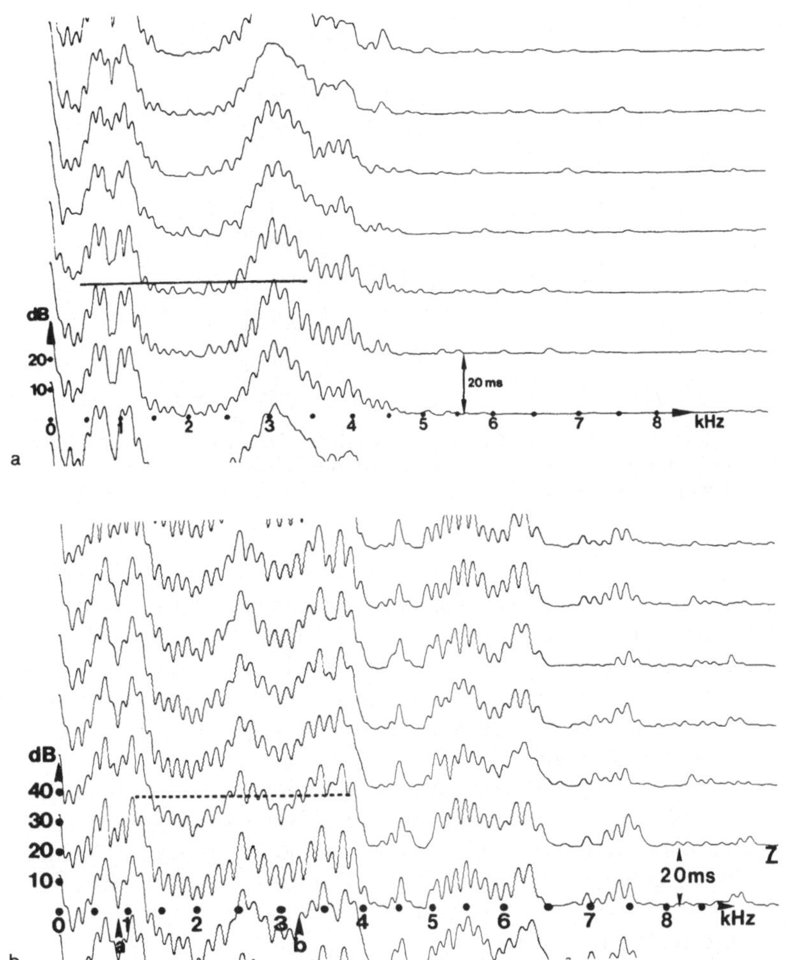

Abb. 28a, b. Echtzeitspektrogramme von Singstimmproben eines Sängers (lyrischer Tenor, **a**) bzw. einer untrainierten Männerstimme (**b**). In beiden Fällen Vokal [aː]; Tonhöhe c; Stimmlautstärke 80-85 dB (A). Die Einzelanalysen erfolgten im Abstand von 20 ms. Die relevative Amplitude des 3-kHz-Formantgebietes ist beim Sänger deutlich größer als bei der Normalstimme [Durchführung der Analysen: Dr. H. Goydke, Institut für Schallanalyse und Signalspeichertechnik (Dir. Prof. Dr. Distel), Physikalisch-technische Bundesanstalt Braunschweig]

Gebiet des Stimmspektrums (Abb. 28), die durch Bartholomew (1934) erstmalig die Bezeichnung „Singformant" erhielt und seitdem vielfach beschrieben wurde (Übersicht bei Schultz-Coulon, 1980). Insbesondere hat sich Winckel (1970, 1972, 1974 u. a.) mit dem 3-kHz-Formanten beschäftigt und dabei gezeigt, daß die relative Intensität (relativ zum Gesamtschalldruckpegel des Stimmsignals oder zum ersten Formantgebiet) als quantitatives Maß für die stimmliche Tragfähigkeit gelten kann.

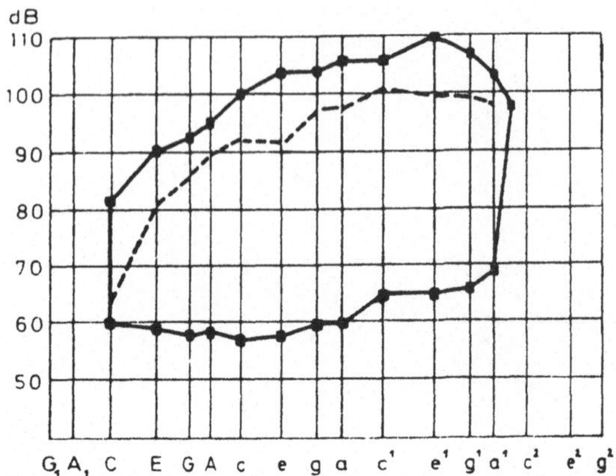

Abb. 29. Spektrales Stimmfeld eines Opernsängers (Baß, Vokal /a). Die gestrichelte Linie markiert den simultan registrierten, hohen Sängerformanten (3-kHzFormant) beim lauten Singen (Aus Stürzebecher et al. 1982)

Bei Sängern finden sich besonders starke Teiltonenergien im 3-kHz-Bereich, bei funktionellen Stimmstörungen sind sie deutlich vermindert oder fehlen ganz. Mit Krause zusammen entwickelte Winckel ein Gerät, das mit Hilfe einer selektiven Filteranalyse den Energiegehalt des 3-kHz-Bereiches messen und mit dem Gesamtschalldruckpegel des Stimmsignals vergleichen kann (Krause 1965; zit. nach Winckel 1970).

Spätere Untersuchungen anderer Autoren befanden die Intensität des Singformanten als abhängig von Stimmlautstärke und Stimmtonhöhe und seine exakten Frequenzpositionen im Stimmspektrum als abhängig von der Stimmgattung: bei tief angelegten Stimmen (Baß, Bariton) liegt der Singformant zwischen 2,5 und 3,0 kHz, bei hohen Stimmen (Sopran) z. T. höher als 3,5 kHz (Schultz-Coulon u. Wenn 1986).

Der Singformant gilt aber nicht nur für die Sing- sondern auch für die Sprechstimme: auch die gute tragfähige Sprechstimme enthält verstärkte Teiltonenergien im 3,o kHz Bereich (Winckel, 1971).

Nach dem Gesagten kann nicht überraschen, daß der Wunsch besteht, neben Stimmleistung und Heiserkeitsgrad auch die Tragfähigkeit mit in das Befundbild einzubeziehen. Seidner et al. (1981) ergänzten zu diesem Zweck das kurz zuvor entwickelte Stimmfeldmeßgerät (Rauhut et al. 1979) durch einen Schalldruckpegelmesser für den Frequenzbereich 2,0-4,o kHz. Hiermit wird während der Stimmfeldmessung beim Singen mit maximaler Lautstärke (Fortekurve) der relative Schalldruckpegel im 2,o – 4,o kHz Bereich bestimmt und an entsprechender Stelle in das Stimmfeldformular eingetragen. Das Ergebnis nennen die Autoren: „spektrales Stimmfeld" (Abb. 29; s. a. Abb. 29).

Anhand von vergleichenden Reihenuntersuchungen konnten die Autoren die besondere Intensität des 3-kHz-Formanten bei Sängern und Sängerinnen bestätigen (Seidner et al. 1985).

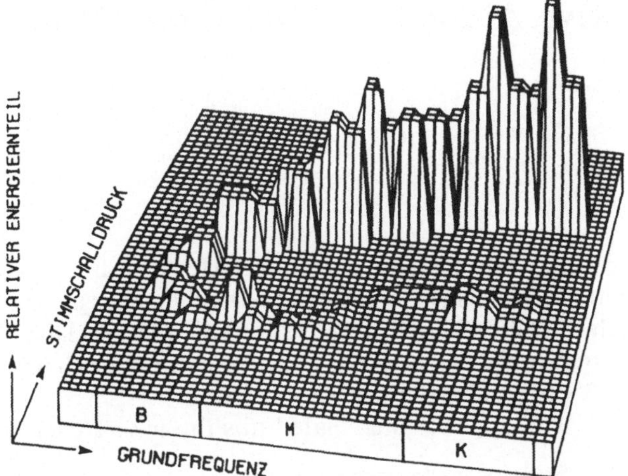

Abb. 30. Dreidimensionales Stimmfeld nach Klingholz et al. (1986); *B* Brust-, *M* Mittel-, *K* Kopfstimme; vertikale Achse: Ausprägung des Singformanten

Klingholz et al. (1986) haben diesen Gedanken Seidners weiter ausgebaut und eine sehr elegante Darstellung der relativen Amplituden des 3-kHz-Formanten entlang der Forte- und Pianokurven des Stimmfeldes vorgeschlagen (Abb. 30). Selbstverständlich wird man sich diesem Vorschlag nur dann anschließen können, wenn man über ausreichende Rechnerkapazität verfügt.

8 Quantitative Auswertung von Stimmfeldern

Die anhand der klinischen Beispiele demonstrierte subjektive Auswertung von Stimmfeldern hat den Nachteil, daß sie untersucherabhängig unterschiedlich ausfällt und sich darüber hinaus statistisch nicht rechnen läßt. Aus diesem Grunde gibt es auch auf dem Sektor der Stimmfeldmessung einige Ansätze zur quantitativen, z. T. computergestützten Auswertung.

Seidner et al. (1985) zogen 5 „Merkmale" aus ihrem spektralen Stimmfeld:

1) den maximalen Stimmschalldruckpegel,
2) dem minimalen Stimmschalldruckpegel,
3) die Differenz zwischen minimalem und maximalem Stimmschalldruckpegel,
4) die Intensität des Singformanten und
5) die Differenz zwischen maximalem Stimmschalldruckpegel und der Intensität des Singformanten.

Anhand dieser Merkmale verglichen die Autoren mittels Varianz- und Diskriminanzanalyse Sänger (n = 30), Gesangstudenten (n = 30) und stimmgesunde Normalstimmen (n = 30) und konnte die männlichen Probanden der 3 Gruppen am deutlichsten mit dem Differenzwert von maximalem Stimmschalldruckpegel und Intensität des Singformanten, die Frauen dagegen besser mit der Intensität des Singformanten trennen. Aus ihren Ergebnissen ziehen sie das Resümee, daß eine Qualitätsbeurteilung gesunder Stimmen erst durch simultane Messung der Intensität des Singformanten möglich wird.

Dickopf et al. (1988) messen in der zweidimensionalen Stimmfeldmessung neben der Stimmfeldkonfiguration auch dem Flächeninhalt vorrangige Bedeutung für die Beurteilung zu. In einer multivariaten Varianzanalyse suchten sie aus 18 Maßzahlen die trennschärfsten für 4 Stimmleistungsklassen (Bühnensänger, Gesangsstudenten, Laiensänger und Stimmkranke) heraus, konnten allerdings bei Rückklassifizierungsversuchen nur die stimmkranken Patienten von den übrigen Stimmleistungsklassen und – im Dreiklassenvergleich – Bühnensänger und Gesangsstudenten gemeinsam von den anderen beiden Gruppen relativ scharf trennen.

Wohl das theoretisch bisher am besten untermauerte Auswertungsprogramm haben Klingholz u. Martin (1983) entworfen. Sie gehen von den physiologischen Modellvorstellung aus, daß die Tonproduktion des Stimmapparates auf 2 laryngealen Mechanismen beruht, nämlich dem Tieftonmechanismus (Bruststimme) und dem Hochtonmechanismus (Kopfstimme). Jeder dieser laryngealen Arbeits- oder Funktionsbereiche hat eine untere und eine obere Frequenzgrenze, in deren Nähe der Kehlkopf uneffektiv arbeitet, während er dazwischen Effektivitätsmaxima besitzt. Mit anderen Worten: an den Frequenzgrenzen der beiden Funktionsbereiche werden die Möglichkeiten der Lautstärkevariation gering – die Stimmdynamik ist klein –, im Bereich des Effektivitätsmaximum ist die Stimmdynamik dagegen jeweils groß. Die „Arbeitskennlinie" beider Funktionsbereiche werden damit jeweils durch eine Ellipse beschrieben, die sich allerdings im mittleren Frequenzbereich mehr oder weniger überschneiden. In diesen Übergangsbereichen – auch Mittelregister (amphotere Zone) genannt – können Töne gewissermaßen mit beiden laryngealen Mechanismen produziert werden.

Entsprechend haben die Autoren das Stimmfeld zunächst in 2 (Klingholz u. Martin 1983), später aber in 3 elliptische Subfelder (Klingholz 1986, s. Abb. 31) zerlegt, um auch den besagten Übergangsbereich zwischen Kopf- und Bruststimme gebührend mitzuerfassen. Lage und Form der elliptischen Funktionsbereiche werden computergestützt errechnet: die Fluktuation der real gemessenen Grenzen eines individuellen Stimmfeldes werden mittels eines rechnerischen Ausgleichsverfahrens geglättet, indem der Rechner die Ellipse im Sinne einer Regression so durch die Meßpunkte legt, daß die mittlere quadratische Abweichung zwischen Meß- und Näherungswerten ein Minimum erreicht.

Die Autoren sehen in dieser Auswertungsmethode 3 Vorteile:

1) Da die Ellipsenkonfiguration das Stimmfeld aproximiert, wird von Meßfehlern abstrahiert.
2) das Stimmfeld wird in Subfelder zerlegt und erlaubt daher eine Funktionsanalyse der Stimmproduktion und
3) die Beschreibung des Stimmfeldes mit elliptischen Subfeldern macht es quantifizierbar: während die Originalmessung eines Stimmfeldes zunächst nur eine Vielzahl von Meßwerten anbietet, resultieren nach der Aproximation 3 Parametersätze, die das Stimmfeld vollständig und differenziert beschreiben. Dabei besteht ein Parametersatz (eine Ellipse) aus
   a) der Hauptachse, deren Projektion auf die Frequenzachse den Tonhöhenumfang im Register angibt,
   b) der Nebenachse, deren Projektion auf die Schalldruckachse Ausdruck der Stimmdynamik im Stimmregister ist,
   c) dem „Verdrehungswinkel" der Ellipse im Koordinatensystem, der mit der Aktivität des M. vocalis zu korrelieren sein soll und
   d) der x- und der y-Koordinate des Ellipsenmittelpunktes.

Mit diesen Parametersätzen als Basis leiteten die Autoren weitere Parameter zur Charakterisierung der Stimmproduktion ab: so repräsentieren nach Klingholz et al. (1986) die Schnittpunkte der Ellipsen die Registerübergänge oder die Dynamik im Ellipsenmittelpunkt das Dynamikmaximum im Register.

Die Autoren verwendeten diese Parameter als Variable in einer Diskriminanzanalyse und konnten zeigen, daß Stimmgattungen mit einer Fehlerquote von nur 20% (einschließlich der Knabenstimmgattungen Alt und Sopran) klassifizierbar waren. Abbildung 31a u. b demonstrieren, welche Feinheiten sich mit dieser Auswertungsmethode herausarbeiten lassen: die Gesangsstudentin

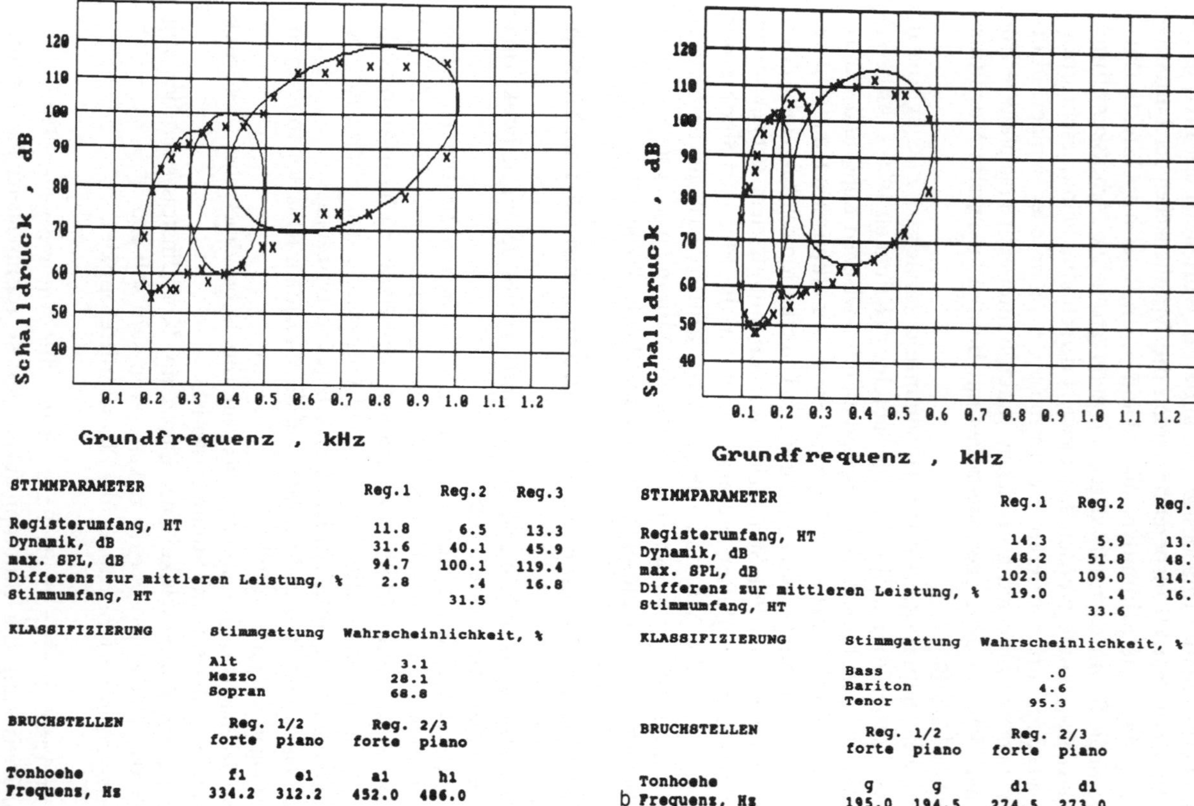

Abb. 31a, b. Quantifizierende Auswertung von Stimmfeldern mit Datenausdruck nach Klingholz (1986). **a** Gesangsstudentin; **b** ausgebildeter Tenor. (Aus Schultz-Coulon u. Klingholz 1988)

tendiert zwar zum Sopran, kann jedoch noch nicht eindeutig klassifiziert werden (Abb. 31). Aus dem Stimmfeld des Bühnentenors jedoch errechnet sich eine entsprechende Klassifizierungswahrscheinlichkeit von 95%(Abb. 31 b).

Nach einem ähnlichen Verfahren sei es, so die Autoren, darüber hinaus möglich, die stimmliche Leistungsfähigkeit zu quantifizieren. Da dieses relative Leistungsmaß den Tonhöhenumfang, die maximale Stimmintensität und die maximale Dynamik in den Registern miteinbeziehe, erlaube es eine Bewertung der Stimme bezüglich gutachterlicher Anforderungen.

Insgesamt eignen sich die skizzierten Auswertungsverfahren für die tägliche Praxis noch nicht, da entweder der Rechenaufwand zu hoch, oder ihre diagnostische Ausbeute noch nicht ausreichend gesichert ist. Man darf jedoch davon ausgehen, daß sich dieses noch relativ junge wissenschaftliche Gebiet rasch ausdehnen wird, und daß in absehbarer Zeit zusammen mit neuen Geräteentwicklungen auch automatische Auswertungsprogramme mitangeboten werden, die sich aus den oben aufgeführten Verfahren entwickelt haben.

9 Schlußbemerkung zur Indikation und Kontraindikation der Stimmfeldmessung

Die Indikation zur Stimmfeldmessung bezieht sich keineswegs – wie vielleicht die Tatsache, daß sie dem phoniatrischen Teilgebiet der Hals-Nasen-Ohrenheilkunde entsprang, denken lassen mag – ausschließlich auf solche organischen und funktionellen Stimmstörungen, die sich in der Praxis des Logopäden oder des Phoniaters sammeln. Ebenso wichtig dürfte sie im Bereich der Laryngologie für die diagnostische sowie für die prä- und posttherapeutische Stimmfunktionskontrolle sein. Merkwürdigerweise ist allerdings gerade in der klinischen Laryngologie noch kaum akzeptiert, daß ebenso wie der Hörverlust auch eine Einschränkung des Kommunikationsvermögens durch Stimmfunktionsstörung einer objektiven und quantitativen Bewertungsmöglichkeit zugeführt werden sollte. Manche Diskussion um funktionelle Ergebnisse nach operativen Eingriffen am Kehlkopf erhielte dadurch eine festere Grundlage! Die Stimmfeldmessung sollte ebensosehr als laryngologisches wie als phoniatrisch-logopädisches Untersuchungsverfahren angesehen werden.

Allerdings gibt es gerade in der Laryngologie auch Kontraindikationen gegen die Stimmfeldmessung, die man wissen und berücksichtigen sollte. Da jede Stimmfeldmessung eine erhebliche Stimmbelastung bedeutet, sollte man – weil da auch überflüssig – im Falle einer akuten Laryngitis beispielsweise oder einer anderen akuten Stimmlippenläsion auf eine Stimmfeldmessung verzichten. Ein akutes Stimmlippenhämatom, etwa bei einem Sänger, noch nicht verheilte Schleimhautläsionen nach mikrolaryngoskopischen Eingriffen oder reversible Heiserkeit nach Intubationsnarkose (akuter Überdehnungsschaden) sind sicher keine Indikationen für eine Stimmfeldmessung. Um es in einem Satz zusammenzufassen: die Indikation zur Stimmfeldmessung solle bei jeder vom Patienten empfundenen und/oder vom Untersucher bemerkten Stimmfunktionsverschlechterung gestellt werden, es sei denn, daß die mit der Stimmfeldmessung einhergehende Stimmbelastung eine akute Verschlechterung der Stimmleistung herbeiführen könnte.

Literaturverzeichnis

Arndt HJ, Leithäuser H (1968) Die mittlere Sprechstimmhöhe bei jungen und alten Menschen. HNO 16: 114–116

Bartholomew WT (1934) A physical definition of „good voice-quality" in the male voice. J Acoust Soc Am 6: 25–33

Berg JW van den, Tan TS (1959) Results of experiments with human larynges. Pract Otorhinolaryngol 21: 425–450

Berg JW van den (1968 a) Register Problems. Ann NY Acad Sci 155: 129–134

Berg JW van den (1968 b) Sound production in isolated human larynges. Ann NY Acad Sci 155: 18–27

Böhme G (1978) Sprach-, Sprech- und Stimmstörungen, Bd 1: Methoden zur Untersuchung der Sprache. G. Fischer, Stuttgart

Böhme G, Hecker G (1970) Gerontologische Untersuchungen über Stimmumfang und Sprechstimmlage. Folia Phoniatr (Basel) 22: 176–184

Calvet J, Malhiac G (1952) Courbes vocales et mue de la voix. J Franc Otorhinolaryngol 1: 115–124

Coleman RF, Mott JB (1978) Fundamental frequency and sound pressure level profiles of young female singers. Folia Phoniatr (Basel) 30: 85–160

Coleman RF, Mabis JH, Hinson JK (1977) Fundamental frequency – sound pressure level profiles of adult male and female voice. J Speech Hear Res 20: 197–204

Colton RH, Hollien H (1972) Phonational range in the modal and falsetto registers. J Speech Hear Res 15: 708–713

Damsté PH (1970) The phonetogram Pract Otorhinolaryngol 32: 185–187

Dickopf G, Flach M, Koch R, Kroemer B (1988) Varianzanalytische Untersuchungen zur Stimmfeldmessung. Folia Phoniatr. 40: 43–48

Eichhorst P (1985) Stimmfeldmeßgerät „TUR" SFO2 für die klinische Praxis. Medizintechnik 25: 10–11

Ferrein A (1741) De la formation de la voix de l'homme. Mem Acad Roy Soc (Paris) pp 409–432

Frank F, Donner F (1986) Die Bedeutung der Stimmfeldmessung für den Gesangsunterricht aus phoniatrischer und gesangspädagogischer Sicht. Sprache Stimme Gehör 10: 93–97

Frank F, Sparber M (1970) Die Prämutationsstimme im Sonagramm. Folia Phoniatr (Basel) 22: 425–433

Ganz H, Förster KH, Preissler V (1974) Adduktoren und Abduktoren der Stimmlippen – eine revisionsbedürftige Vorstellung. Laryngol Rhinol 53: 949–959

Hacki T (1988) Zweidimensionale Darstellung quantitativer Leistungen der Sprechstimme Proceedings XVth UEP Congress, Erlangen, S. 4

Hast MH (1961) Subglottic air pressure and neural stimulation in phonation. J Appl Physiol 161: 1142–1146

Heinemann M, Gabriel H (1982) Möglichkeiten und Grenzen der Stimmfeldmessung Vorstellung des Heiserkeitsfeldes als Ergänzung der Methode. Sprache Stimme Gehör 6: 37–42

Hirano M, Vennard W, Ohala J (1970) Regulation of register, pitch and intensity of voice. An electromyographic investigation of intrinsic laryngeal muscels. Folia Phoniatr (Basel) 22: 1–20

Hirose H, Gay T (1973) Laryngeal control in vocal attack. An electromyographic study. Folia Phoniatr (Basel) 25: 203–213

Hollien H, Brown VS jr, Hollien K (1971) Vocal fold length associated with modal falsetto and varying intensity phonations. Folia Phoniatr (Basel) 23: 66–78

Isshiki N (1959) Regulatory mechanism of the pitch and volume of voice. Otorhinolaryngol Clin (Tokyo) 52: 1065-1094

Klingholz F (1986) Die Akustik der gestörten Stimme. Thieme, Stuttgart

Klingholz F, Martin F (1983) Die quantitative Auswertung der Stimmfeldmessung. Sprache Stimme Gehör 7: 106-110

Klingholz F, Martin F, Jolk A (1986) Das dreidimensionale Stimmfeld. Laryngol Rhinol Otol 65: 588-591

Koyama T, Kawasaki M, Ogura JH (1969) Mechanics of voice production. I. Regulation of vocal intensity. Laryngoscope 79: 337-354

Krech H (1954) Zur Artikulationsbasis der deutschen Hochlautung. Z Phonet 8: 92-107

Lombard E (1911) Le signe de l'elevation de la voix. Ann Mal Oreille Larynx Nez Pharynx 37: 101-109

Luchsinger R (1929) Die einzelnen Stimmleistungen In: Luchsinger R, Arnold GE (Hrsg) Handbuch der Stimm- und Sprachheilkunde Bd 1, 3. Aufl Springer, Berlin, S 200-265

Mink PJ (1920) Physiologie der oberen Luftwege Vogel, Leipzig

Moser M (1984) Objektive Skalen der Stimmreinheit. Sprache Stimme Gehör 2: 29-54

Moser M (1985) Mögliche künftige Entwicklungen für die Stimmdiagnostik. Wiss. Jahrestagung Dtsch. Ges. f. Phoniatrie und Pädaudiologie, 18.- 19. Mai, Berlin 1985

Moser M, Kittel G (1977) Grundfrequenzsynchrone Tonhöhen- und Amplitudenverläufe. 17th Int. Congr. Logop. Phoniatr. Kopenhagen. IALP Congr Proc Phonia-Arthria 1 Special-Paedagogisk Forlag, Kopenhagen, pp 445-455

Müller J (1837) Handbuch der Physiologie der Menschen für Vorlesungen. Bd II, 1. Abt. J. Hölscher, Coblenz, S 179-245

Nadoleczny M (1922) Die Untersuchung und Behandlung von Stimmstörungen der Redner und Sänger. Klin Wochenschr 1: 1108-1111

Nadoleczny M (1923) Untersuchungen über den Kunstgesang Springer, Berlin

Pabon JPH (1988) Objectivee Acoustic Voice-Quality Measurement Using Computer Phonetography Proceedings XVth UEP Congress Erlangen, Sept. 14-18, , pp 5-8

Pauw KH, Waar CH (1977) Evaluation of the superolateralisation of the vocal cord for bilateral vocal cord paralysis. 17th Int. Congr. Logop. Phoniatr. Kopenhagen, IALP Congr Proc Phonia Arthria 1 Special-Paedagogiskl Forlag, Kopenhagen, pp 105-115

Rauhut A, Stürzebecher E, Wagner H, Seidner W (1979) Messung des Stimmfeldes. Folia Phoniatr (Basel) 31: 119-124

Reker U (1988) Die Autokorrelationsfunktion als Dysphonie-Parameter. Proceedings XVth UEP Congress Erlangen, Sept. 14-18, 1988, S 28

Reker U (1989) Probleme der Stimmfeldmessung. Vortrag auf der Jahrestagung der Dtsch Ges Stimm-u Sprachheilkunde am 05.05.1989 in Kiel

Rubin H (1963) Experimental studies on vocal pitch and intensity in phonation. Laryngoscope 73: 973-1015

Schilling R (1929) Stimmuntersuchungen an Studenten der Universität Freiburg i. B. Bericht der II. Tag. der Dtsch. Gesell. Sprach- u. Stimmheilkunde, Leipzig 1929 (zit. nach Luchsinger 1970)

Schultz-Coulon HJ (1975) Bestimmung und Beurteilung der individuellen mittleren Sprechstimmlage. Folia Phoniatr (Basel) 27: 375-386

Schultz-Coulon HJ (1980) Die Diagnostik der gestörten Stimmfunktion. Arch Otorhinolaryngol 227: 1-169

Schultz-Coulon HJ (1980) Zur routinemäßigen Messung der stimmlichen Reaktion im Lärm. Sprache Stimme Gehör 4: 28-34

Schultz-Coulon HJ, Asche S (1988) Das „Normstimmfeld"- ein Vorschlag. Sprache Stimme Gehör 11: 5-8

Schultz-Coulon HJ, Fues CP (1976) Der Lombard-Reflex als Stimmfunktionsprüfung. HNO 24: 200-204

Schultz-Coulon HJ, Wenn P (1986) Echtzeitspektrographische Untersuchungen an Sängern. Sprache Stimme Gehör 10: 9-14

Schultz-Coulon HJ, Klingholz F (1988) Objektive und semiobjektive Untersuchungsmethoden der Stimme in: Kittel G, Schürenberg B Proceedings XVth UEP Congress Erlangen 14.18.09.1988

Schutte HK (1975) Over het Fonetogram. Tijschr Log Fon 47: 82–92

Schutte HK, Seidner W (1983) Recommendation by the Union of European Phoniatricans (UEP)- Standardizing Voice Area Measurement/ Phonetographie. Folia Phoniat 35: 286–288

Seidner W (1985) Objektive Qualitätsbeurteilung der Stimme mittels Dynamikmessungen. Z Klin Med 40: 1521–1525

Seidner W, Eichhorst P (1986) Möglichkeiten der Stimmfeldmessung mit dem Gerät „TUR" SFO2. HNO Praxis 11: 67–70

Seidner W, Krüger H, Wernecke KD (1985) Numerische Auswertung spektraler Stimmfelder. Sprache Stimme Gehör 9: 10–13

Seidner W, Wardius T, Zimmermann E (1988) Dynamikmessungen der Sprech- und Singstimme XVth UEP Congress Erlangen, Sept. 14–18, S 3

Seidner W, Wendler J, Wagner H, Rauhut A (1981) Spektrales Stimmfeld. HNO Praxis 6: 187–191

Sonninen A (1956) The role of the external laryngeal muscles in length-adjustment of the vocal cords in singing. Acta Otolaryngol (Suppl 130)

Sonninen A (1958) Über die Beteiligung der äußeren Kehlkopfmuskeln an der Längeneinstellung der Stimmlippen beim Singen. Folia Phoniatr (Basel) 10: 5–29

Stone RE, Bell CJ, Clack TD (1978) Minimum intensity of voice at selected levels within pitch range. Folia Phoniatr (Basel) 30: 113–118

Stürzebecher E, Wagner H, Becker R, Rauhut A, Seidner W (1982) Einrichtung zur simultanen Registrierung von Stimmfeld und hohem Sängerformant HNO-Praxis (Leipzig) 7: 223–226

Vogelsanger GT (1954) Experimentelle Prüfung der Stimmleistung beim Singen. Folia Phoniatr 6: 193–227

Waar CH, Damste PH (1968) Het Fonetogram. Logop Foniat 40: 198–201

Weiss M (1910) Rapport sur un travail du Dr. Lombard, intituel: Contribution á la séméilologie de la surdité. Un noveau sine pour en devoiler la simulation. Bull Acad Paris 64: 127–130

Wendler J, Seidner W (1977) Lehrbuch der Phoniatrie. Thieme, Leipzig

Winckel F (1970) Die akustischen Grundlagen der Stimmbildung. In: Luchsinger, R. Arnold, GE (Hrsg) Handbuch der Stimm- und Sprachheilkunde Bd 1. Springer, Wien, S 43–89

Winckel F (1971) How to measure the effectiveness of stage singers voices. Folia Phoniatr (Basel) 32: 228–233

Winckel F (1972) The acoustical support of singers voices. Fonoaudiologica (Buenos Aires) 18: 130–134

Winckel F (1974) Acoustical cues in the voice for detecting laryngeal disease and individual behaviour. In: Wyke BD (ed) Ventilatory and phonatory control systems. An International Symposium. Oxford Univ. Press, London, pp 248–264

Wolfe S, Stanley D, Sette W (1935) Quantitative studies on the singing voice. J Acoust Soc Am 6: 225–266

Zenker W, Zenker A (1960) Über die Regelung der Stimmlippenspannung durch von außen angreifende Mechanismen. Folia Phoniatr (Basel) 12: 1–36